BERNHARD LUDWIG

ANLEITUNG ZUM HERZINFARKT

*Leb schneller,
besser – kürzer*

Originalausgabe

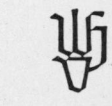

WILHELM HEYNE VERLAG
MÜNCHEN

HEYNE ALLGEMEINE REIHE
Nr. 01/6988

ISBN 3-453-02522-9

Danke für die
liebevolle Toleranz
Katharina
Elisabeth
Traute
Ihnen gehört meine
unconditioned love.

Inhalt

Teil 4
Nützen Sie die Streßatmung

Teil 5
Gemeinsam zum Herzinfarkt

Teil 6
Pflegen Sie Ihre sexuelle Unzufriedenheit

Teil 7
Der ganz normale Ernährungswahnsinn

Teil 8
Das psychologische Ernährungstraining P.E.T.

Teil 9
Endlich am Ziel!
Die Tage um den Herzinfarkt

Teil 10
Ihre Kinder sollen es einmal besser haben

Das Aha-Erlebnis I

Patient: »Warum habe gerade ich einen Herzinfarkt?«

Therapeut: »Mit dieser Frage quälen sich die 50
Prozent der überlebenden Infarktopfer. Die
meisten Patienten bereiten ihren Infarkt
gründlich vor.«

Patient: »Das kann man ja nicht ändern!«

Therapeut: »Hier ist eine Anleitung, was Sie tun
müssen, um schneller einen weiteren Infarkt
zu bekommen, was Ihre Partnerin dazu beitra-
gen kann und wie Sie bei Ihren Kindern schon
heute die Weichen stellen können.«

Zwei Minuten Schweigen.

Patient: »Aha.«

TEIL 1

Sind Sie ein Kandidat für einen Herzinfarkt?

Wie Sie sich selbst beurteilen können

Das werden Sie sich jetzt am Anfang fragen. Die Wahrscheinlichkeit ist recht hoch, stirbt doch jeder zweite zivilisierte Mensch an einer Herz-Kreislaufkrankheit. Doch Vorsicht! Viele davon erst in hohem Alter, durch den Zufall der Erbanlagen und ohne eigenes Zutun. Interessanter ist der frühe Herzinfarkt, der organisiert sein will und ja noch immer als Beweis für außerordentliche Leistungen gilt. Lesen Sie unsere Anleitung, vielleicht finden Sie so manche Parallele zu Ihrem wirklichen Leben. Je mehr Gemeinsamkeiten Sie finden, desto näher sind Sie Ihrem persönlichen Infarkt. Zur Selbst-Diagnose schauen Sie doch einfach in den Spiegel. Sind Sie übergewichtig? Sind Ihre Gesichtszüge gespannt? Haben Sie rund um Ihre Augen dunkle Schatten? (Ein Abfallprodukt der Streßhormone.) Schwitzen Sie auf der Stirn? Wieviel Zigaretten rauchen Sie? Können Sie sich in der folgenden Beschreibung erkennen?

Test: Wer ohne Uhr nicht leben kann, wer nicht zuhören kann, wer sofort auf 80 ist, wenn er einmal nur 30 fahren darf, wer immer mehrere Dinge gleichzeitig tun will, wer nichts mehr genießen kann, ohne ein schlechtes Gewissen zu haben, wer diese Zeilen nur überflogen hat und jetzt schon ungeduldig ist, der ist ein sogenannter A-Typ und dem Herzinfarkt bereits näher, als er denkt.

Wie Ihr Arzt die Situation einschätzt

Die Medizin nennt alle Faktoren, die einen näher zum Infarkt bringen, Risikofaktoren. Neben den leicht beobachtbaren wie Rauchen und Übergewicht interessieren Ihren Arzt vor allem ein erhöhter Blutdruck und Veränderungen in Ihren Blutwerten. Finden sich in Ihren Laborbefunden folgende Werte: Gesamtfette, Cholesterin, Triglyceride, Harnsäure, Blutzucker erhöht, haben Sie einen Beweis, daß unsere Anleitung schon Wirkung zeigt. Wenn Ihnen diese Wahrscheinlichkeitsrechnung zuwenig ist, kann man auch noch viel genauer nachschauen. Die Beobachtung Ihres Herzschlages bei totaler körperlicher Anstrengung, EKG, das Einführen von Meßsonden, das Filmen Ihrer Herzkranzgefäße, Röntgen, Ultraschall und Nuklearmedizin sind heute Routine geworden. Dieser gigantische Aufwand wird ausschließlich zum Messen der Herzsituation verwendet und ändert so gut wie nichts an Lebensqualität und -quantität.

Wie man Ihr Verhalten prüfen kann

Das simple Ausfüllen von sogenannten Papier- und Bleistift-Tests reicht nicht aus, um psychisch ausgelöste Infarkte wirkungsvoll vorherzusagen. Viele Menschen mit Typ-A-Verhaltensmuster erleben sich selbst als ruhig und selbstsicher. Sie spüren Streßreaktionen, wie Muskelverspannungen, kalte Hände, falsche Atmung, nicht mehr. In San Francisco, am Meyer-Friedman-Institut, wurde ein genialer Ausweg gefunden: ein Videointerview, das den Teilnehmer zwingt, sich belastende Situationen vorzustellen. Der Körper kann dabei nicht lügen. Die Stimme verändert sich, die Muskeln werden angespannt, kurz: Es wird ein Verhaltensmuster sichtbar gemacht. Beobachtet man während des Interviews die Atmung, Puls und Hautfeuchtigkeit, erhält man ein genaues Bild der psychischen Belastbarkeit. Was immer bei diesen Diagnostikbemühungen herauskommt: Nützen Sie es als Motivation, Ihr persönliches Infarktprogramm zu optimieren.

TEIL 2

Überlassen Sie Ihren Infarkt nicht dem Zufall erblicher Veranlagung

Genießen Sie die Vorteile
der Zigarette

Zigarettenrauchen ist der weitestgestreute Intelligenztest unserer Zeit. Pro- und Kontraargumente verunsichern immer wieder die Verbraucher und lenken von der alles entscheidenden Frage ab: Was will und kann ich mit der Zigarette erreichen? Die seriöse Forschung zeigt klar auf, daß die Zigarette viele unverzichtbare Vorteile in unserem Sozialgefüge bringt. Hauptvorteil ist sicher die Beruhigung. Sie erfolgt rasch, jederzeit und relativ billig. Fünf Sekunden nach dem ersten Lungenzug tritt bereits die Entspannung ein. Nicht eingebildet, wie viele glauben, sondern in den Gehirnströmen nachweisbar. Sonst wirken nur Gifte derart rasant. Fühlt man sich hingegen abgespannt, müde und unkonzentriert, kehrt nach einer Zigarette die Fitneß rasch zurück. Wie auf Nadeln zu sitzen, kann einem Raucher nicht passieren. Hunger wird von diesem Wunderding ebenso vertrieben wie die Unsicherheit vor dem anderen und dem gleichen Geschlecht.

Keine Frage, helle Köpfe rauchen, brillante Köpfe rauchen mehr. Falls Sie noch nicht rauchen, beginnen Sie am besten jetzt. Unterbrechen Sie die Lektüre, besorgen Sie sich eine Stange leichter Filterzigaretten und üben Sie täglich. Die Wirkung hängt natürlich von den Inhaltsstoffen ab und davon, wie tief Sie inhalieren. Wenn Sie sich an das anfänglich unangenehme Gefühl in Hals und Lunge gewöhnt haben, fixieren Sie das Verhalten. Hängen Sie die Zigarette an die kleinen häufigen Dinge des Lebens: das Läuten des Telefons, ein Kaffee, ein kleiner Ärger, die kurzen Pausen, immer wenn Sie jemanden treffen. Die meisten Raucher pendeln sich in dieser ersten Periode auf ca. 20 Zigaretten ein. Damit ist volle Leistungsfähigkeit natürlich nicht möglich. Der schnellste Weg zur Dosissteigerung führt über eine abstinente Phase. Ja! Versuchen Sie eine Zeitlang nicht zu rauchen. Egal, ob dieses Experiment 10 Tage oder 10 Jahre dauert. Wenn Sie wieder beginnen, werden Sie das Versäumte mehr als nachholen. Vor allem dann, wenn Sie sich die Entziehung durch entsprechende Selbstgespräche unerträglich gestalten. Tun Sie sich leid! Wiederholen Sie formelmäßig, wie sinnlos das Leben ohne Zigarette ist, und Sie werden bald in der Gruppe der richtigen Raucher gelandet sein. Viele benutzen rauchfreie Monate, um rasch einige Kilo zuzunehmen. Das nicht unwesentliche Herz-Kreislauftraining der Zigarette fehlt ja plötzlich in der Energiebilanz.

Zwanzig Minuten radfahren bei 25 Watt entspricht der Herzbelastung von nur einer Marlboro. Jedoch welcher Zeitgewinn! Während der Zigarette kann man nahezu jede Arbeit fortsetzen.

Gegen unverbesserliche Gesundheitsfanatiker schützen Sie sich durch entsprechende geistige Vorbereitung. Meist ist es nicht schwer, einen rauchenden Arzt zu finden, der Sie beim Weiterrauchen nicht stört, weil er selbst die Zigarette zu schätzen gelernt hat. Genial ist sicher auch der Werbefeldzug des Tabakdealers, der den jeweils ältesten Raucher einer Region gesucht und honoriert hat. Da oft nicht einmal prominente ›Forscher‹ diesen einfachen Statistiktrick durchschauen, gewinnen Sie damit jede Gesundheitsdiskussion. Die Frage der finanziellen Belastung stellt sich für den Raucher ja schon deswegen nicht, weil eine geringe Investition zu beträchtlichen Leistungssteigerungen führt. Sollte Ihr rauchender Partner auf die Idee kommen, aufzuhören, verhindern Sie das am besten im Ansatz. Beschuldigen Sie ihn vor allem in den ersten fünf Tagen des körperlichen Entzuges mit allem und jedem. Er wird sich rasch derart schuldbewußt wieder ins Lager der Raucher begeben, daß Sie sich moralinsaure Begleittexte ersparen können. Übrigens sollten Sie nicht vergessen, auch Ihre Kinder durch Ihr glimmendes Vorbild und durch herumliegende Zigaretten zum Rauchen anzuhalten. Schließlich ist die Zigarette die Einstiegsdroge in die wahre Szene der Psychogiftler.

Unterdrücken Sie Infektionskrankheiten

Für einen Steinzeitmenschen war es durchaus sinnvoll, in lebensgefährlichen Situationen Bagatellkrankheiten zu ignorieren. Auch im Fieber konnte er angreifen oder davonlaufen und damit sein Leben retten.

Nützen Sie diesen Uralt-Trick des Organismus im Alltag. Zeigen Sie keine Schwäche. Schleppen Sie sich ins Büro und gehen Sie auf Distanz zu all den Drückebergern und Hypochondern. Fortschritte sehen Sie, wenn Sie Ihre kleinen Krankheiten auf das Wochenende verschieben können. Echte Leistungsmenschen haben aber auch am Wochenende genug zu tun. Liegen Sie nicht faul im Bett, sondern halten Sie Ihre Freizeittermine genauso ein wie eine Krisensitzung in der Firma. Besonders empfiehlt sich in dieser Phase, sich auch körperlich bis zur Erschöpfung zu belasten. Werden Sie nach längerem Hinausschieben Ihrer Infektionskrankheiten im Urlaub schwach, so werten Sie das als persönliche Fehlplanung: Bei einem richtigen Abenteuerurlaub wäre das nicht passiert. Vorbild sollten dabei auch die Herzinfarktpatienten sein, die glaubhaft versichern, noch nie auch nur einen Tag durch Krankheit versäumt zu haben. Ja so manchem ist es sogar gelungen, ohne einen einzigen zusätzlichen Faktor in nur wenigen Wochen einen Infarkt auf entzündlicher Basis zu organisieren. Nicht zu vergessen, daß Sie neben dem hohen Sozialprestige, das Sie mit dieser Aktion erlangen, auch ihre ganze Abteilung infizieren können.

Reicht einmal das Unterdrücken nicht aus, wählen Sie die Variante Roßkur. Stöbern Sie im Arzneikästchen nach Medikamentenresten. Zeigen Sie Ihrem Körper mit Schnapsaufgüssen in der Sauna, wo es im 20. Jahrhundert langgeht.

Sporteln Sie in
alle Richtungen davon

›Jede Bewegung, die nicht der Nahrungsaufnahme oder der Fortpflanzung dient, ist pervers.‹ Wenn Sie den passiven Weg bevorzugen, sollten Sie mit dieser Maxime die Lacher und die Infarkte auf Ihre Seite bringen. Durchaus ebenbürtig ist es jedoch, das kategorische ›no sports‹ gegen eine ehrgeizige ›more sports‹-Ideologie auszutauschen.

Bewegung kann uns durchaus im Laufschritt dem Infarkt näher bringen. Eine Stoppuhr, genaue Trainingsprotokolle und keine Rücksicht auf Warnsignale aus dem Körper sind die beste Voraussetzung. Besonders wirksam ist die Kombination körperliche Erschöpfung und fettes Essen. Achten Sie bei allen Sportarten darauf, sich so zu belasten, daß Sie außer Atem kommen und nicht mehr locker sprechen können. Ein sehr modernes Maß für Überbelastung ist es, sich so lange zu steigern, bis die Hände kalt werden. Kalter Schweiß ist ein weiterer Hinweis, daß Sie die Grenze zur gesunden Bewegung bereits weit überschritten haben. Sollten Sie A-Typ sein, suchen Sie sich für Ihre Sportprogramme einen Partner. Wir garantieren sehr viel zusätzlichen psychischen Streß durch den direkten Leistungsvergleich.

Am Beispiel Skifahren wollen wir jetzt zeigen, wie sehr man Sport infarktfördernd nutzen kann. Entscheiden Sie sich, schon vom Büro direkt wegzufahren. Jedes bremsende Auto werden Sie als boshaften Feind erleben. Entscheiden Sie sich schon bei der Talstation, wie oft Sie fahren werden. Fahren Sie dann im Dienst der Tageskarte und ignorieren Sie Dunkelheit und Müdigkeit. Die Zahl der Abfahrten ist wichtig, halten Sie Ihren Plan ein. Wählen Sie einen Begleiter, der schneller oder langsamer fährt. Gleichgültig, ob Sie sich gehetzt fühlen oder selbst ungeduldig warten müssen:

Ihre Streßhormone werden den Aufenthalt in frischer Luft mehr als aufwiegen können.

Können Sie sich zwischen zu wenig und zu viel Bewegung nicht entscheiden, so wählen Sie den goldenen Mittelweg. Über lange Zeiträume entkräften Sie sich so weit wie möglich, um dann plötzlich mit Gewaltaktionen Ihren Körper zu überraschen.

Entscheiden Sie sich für einen hilflosen Arzt

Sollten Sie durch unser Programm einen hohen Blutdruck bekommen, brauchen Sie ab jetzt den richtigen Arzt! Wählen Sie einen Arzt, der sich einbildet, Ihren Blutdruck einstellen zu können, ohne daß Sie ihm dabei helfen. Es wird ihm nicht gelingen! Kommen Sie einmal abgehetzt und einmal entspannt in die Sprechstunde. Nehmen Sie die Medikamente so unregelmäßig wie möglich ein. Vergessen wirkt hier ähnlich gut wie das absichtliche Falscheinnehmen, aus welchen Gründen auch immer. Plagen Sie sich nicht mit Diät und anderen Nebensächlichkeiten herum, die womöglich die Lebensqualität einschränken. Verweigern Sie konsequent das Selbstmessen und Eintragen in entsprechende Monatsprotokolle. Ähnliches gilt für die Zuckerstoffwechselstörung Diabetes, hohes Cholesterin und erhöhte Harnsäure. Ohne Teamwork behalten Sie Ihr Risiko, obwohl Sie in ärztlicher Behandlung sind.

Beobachten Sie Ihren Arzt und lernen Sie daraus. Statistisch sind unsere Ärzte ihren Patienten im Wettlauf um einen frühen Infarkt um Jahre voraus. Die breite Kluft zwischen ihren Ratschlägen und der persönlichen Befolgung ist meist lächerlich, ändert aber ihre persönliche Prognose in keinster Weise. Wichtig ist, daß er im traditionellen Einzelgespräch ohnehin keine Zeit hat, auf Ihren Lebensstil einzugehen. Die abgedroschenen ›Schalten Sie zurück‹, ›Essen Sie weniger‹ und ›Rauchen bringt Sie um – ich bin die statistische Ausnahme‹ – Floskeln motivieren ja nicht einmal mehr ängstliche Hypochonder.

Gefährlich für unser Programm sind die neumodischen Revoluzzer und Feinde der eigenen Zunft, die ihre Patienten mit totaler Schulung verunsichern. ›Der Patient ist der Arzt, der Arzt sein Helfer‹ zitieren sie Hippokrates und sind sich nicht zu schade, mit Psychotricks aus der Gruppendynamik Änderungsdruck auf das gemeine Volk auszuüben. Wehren Sie den Anfängen und wechseln Sie zu einem normalen Arzt.

TEIL 3

Neue Wege zum Herzinfarkt
So werden Sie ein A-Typ

Einleitung

Vor 25 Jahren bemerkte ein aufmerksamer Möbelhändler in einer großen Klinik in San Francisco, daß Herzpatienten die Polster im Wartezimmer der Kardiologen rasch zerstören. Er mußte sie innerhalb der Garantiezeit kostenlos reparieren, bis er nachweisen konnte, wie die Abnützung an der Vorderkante der Sitzfläche zustande kam. Die Patienten rutschten nervös hin und her, saßen wie auf Nadeln und hatten kein Sitzfleisch. Viel Forschung war notwendig, um aus dieser ersten Beobachtung ein ganzes Verhaltensmuster zu beschreiben, das eng mit dem Auftreten von Herzkrankheiten verknüpft war. Es wurde ein Videointerview entwickelt, mit dem man gut vorhersagen konnte, wie wahrscheinlich ein früher Herzinfarkt eintreten wird. Inzwischen ist man jedoch weiter. In großen Studien konnte nachgewiesen werden, daß ein Verhaltensänderungs-Training auch die Wahrscheinlichkeit von Herzattacken ändert. Dadurch sind Sie jetzt in der glücklichen Lage, mit Hilfe dieses Programms Ihre Leistungs- und Ärgerbereitschaft auf wissenschaftlicher Basis zu steigern.

Organisieren Sie Zeitdruck

Entscheidend sind nicht die tatsächlichen Erledigungen, sondern das permanente Gefühl, unter Zeitdruck zu stehen. Erzwungene Pausen werden dabei mindestens so lästig erlebt wie die Phasen mit gesteigerter Aktivität. Organisatorische Maßnahmen helfen, den Zeitdruck richtig zu erleben. Beginnen Sie den Tag mit Zeitdruck. Bleiben Sie so lange wie möglich im Bett liegen. Erst wenn Sie gezwungen sind, rasch aufzustehen, starten Sie Ihr Tagwerk. Ein morgendliches Schwindelgefühl sollte Ihre Koordination bremsen. Ein gemütliches Frühstück wird jetzt nicht mehr möglich sein. Jeder Gruß von geschwätzigen Nachbarn wird den Druck ebenso erhöhen wie eine zusätzliche Rotphase bei der Anfahrt zum Büro. Mit etwas Übung wird es Ihnen gelingen, vollkommen erschöpft mit der eigentlichen Arbeit zu beginnen.

Am Arbeitsplatz organisieren Sie sich möglichst viele Signale, die Sie an Ihren Zeitdruck erinnern. Zum Beispiel schauen A-Typen öfter auf die Uhr, ohne dann die Zeit nennen zu können. Die Uhr ist nur ein Mittel, um mit einem Schuß Adrenalin hochtouriger durch den Alltag zu fahren. Als Zeitdrucksignale eignen sich vor allem unerledigte Arbeiten am Schreibtisch, der Blick auf den Terminkalender und alle Arbeitsunterbrechungen. Die wirksamste ist sicher das Telefon. Nur nichts versäumen, ist

die Devise, man kann ja mehrere Dinge gleichzeitig erledigen.

Planen Sie Ihren Tagesablauf so, daß Sie gezwungen sind, andere Menschen warten zu lassen. Ihr eigenes Gefühl des Unbehagens beim
Warten wird Sie diese Situation als furchtbar erleben lassen. Ein kleiner organisatorischer Trick ist
es auch, Routinetätigkeiten zur besten Zeit zu erledigen, während schwierige Angelegenheiten in
die Erschöpfungsphase verlegt werden. Termin-
arbeiten erledigen sich am besten in der allerletz-
ten Sekunde. Große und schwierige Aufgaben,
an denen Sie auch scheitern könnten, wickeln Sie
unter extremem Zeitdruck, ohne Gefahr für Ihr
Selbstwertgefühl ab. Das Arbeitsende fixieren Sie
pünktlich durch außerberufliche Verabredungen.
Auf diese Weise geht der Berufsstreß nahtlos in
die Freizeitbelastung über.

Wie Sie Ihre Umgebung
zur Unselbständigkeit erziehen

Warum bekommt ein A-Typ soviele Termine im Laufe seines Lebens? Die Antwort ist einfach: Er kann nicht zuschauen, wenn jemand anderer etwas erledigt! Vor allem wenn er glaubt, es etwas besser oder etwas schneller zu schaffen, nimmt er dem anderen die Arbeit weg. Damit stellt er auf zwei Ebenen die Weichen für die Zukunft. Auf der ersten Ebene belohnt er jemanden für langsames und unbeholfenes Handeln. Ein eisernes Lerngesetz besagt, daß, was immer wir belohnen, in Zukunft häufiger auftritt. Beim nächstenmal wird unser Mitarbeiter unter Druck nicht schneller, sondern langsamer werden. Auf der zweiten Ebene nützen Sie dieses Lerngesetz im eigenen Kopf. Loben Sie sich: Ich kann es besser! Ich kann es schneller! Das Übernehmen von Aufgaben, die Sie nicht tun müssen, wird Ihr Qualitätsmerkmal werden. Beginnen Sie auch, Mitarbeitern die Arbeit abzunehmen, die gut arbeiten. Haben Sie sich im harten Kern Ihres Berufes auf diese Weise ausgetobt, erobern Sie neue Gebiete: In der Gemeindestube, im Gesangsverein — die Möglichkeiten, sich unter Zeitdruck zu stellen, sind nur durch Ihre Fantasie begrenzt. Vergessen Sie nicht Ihr Familienleben. Wenn Sie glauben, der beste Autofahrer zu sein, werden Sie zum Privatchauffeur. Laufen Sie auch zu Hause als erster zum Telefon, erledigen Sie die Amtswege für die gesamte Verwandtschaft und machen Sie sich im Freundeskreis als billiger Einkaufs-onkel beliebt.

Radikale Überlegungen zum Delegieren

Delegieren muß im Ansatz verhindert werden, wenn Sie im Zeitdruck leben wollen. Es ist doch ganz einfach: Bedienen Sie sich der Ergebnisse der Lernforschung und verhindern Sie die Weiterentwicklung Ihrer Mitarbeiter! Ein Beispiel zur Illustration: Man kann einem x-beliebigen Delphin an einem einzigen Nachmittag beibringen, über eine 2 m hohe Schnur zu springen. Das Rezept sieht so aus: Erst zwingen wir ihn zu Erfolgserlebnissen. Jedesmal, wenn er über die Schnur am Bassinboden schwimmt, erhält er einen Fisch als Belohnung. In winzigen Schritten heben wir jetzt die Schnur und konzentrieren uns auf die richtigen Reaktionen. Ein Lehrbeispiel, das wir auf unsere Situation umdrehen müssen. Legen Sie die Matte immer etwas zu hoch und konzentrieren Sie sich auf die Fehler. Melden Sie konsequent jeden Fehler zurück. Vermeiden Sie taktvolle Umschreibungen. Verknüpfen Sie diese Fehler mit der Persönlichkeit Ihres Mitarbeiters, und Ihr schwaches Ego wird sich an der Unfähigkeit Ihrer Umgebung laben. Wir dringen bereits tief in die Natur des A-Typ-Musters ein. Der Übergang zur frei fließenden Ärgerbereitschaft ist nahtlos.

Frei fließende Ärgerbereitschaft

Denken Sie kurz an Ihre Kindheit. Wurden Sie so geliebt, wie Sie waren, ohne daß man irgendeine Bedingung daran knüpfte? Wenn ja, werden Sie es heute schwer haben, den Ärger aufzubringen, der uns Erfolgsmenschen charakterisiert. Zeigen Eltern nämlich ihre Zuneigung konsequent im Zusammenhang mit irgendwelchen Leistungen in der Schule, Sport oder Kunst, ist die Erziehung bald abgeschlossen. Gerade intelligente Kinder kapieren rasch: Nicht ich bin wertvoll, sondern das, was ich als äußeren Erfolg rund um mich aufbaue. Unser schwaches Selbstwertgefühl kompensieren wir auf zwei Wegen. Erstens: Wir leisten immer mehr in immer kürzerer Zeit nach dem Motto: Er sprang aufs Pferd und ritt in alle Richtungen davon. Zweitens: Wir beobachten die kleinen Fehler und Abweichungen in unserer Umgebung.

Trainieren Sie, bei immer geringfügigeren Anlässen mit einer Adrenalinausschüttung zu reagieren. Können Sie sich schon ärgern, wenn jemand vergißt, das Licht abzudrehen, die Zahnpastatube falsch ausdrückt und das Kloppapier mit dem freien Ende zur Wand aufhängt? Üben Sie Ärgerbereitschaft gegenüber Ihrer Tageszeitung, dem Fernsehprogramm und beim Autofahren. Ändern Sie Ihre Wahrnehmung. Sie müssen Spezialist darin werden, Fehler zu sehen. Der nächste Schritt ist eine Frage der Ehrlichkeit. Sagen Sie Ihrer Umgebung, was sie falsch macht. Wenn Sie sich als Mann an die Kochkünste Ihrer Gattin gewöhnt haben, können Sie sich positive Rückmeldungen ersparen. Warten Sie auf den Tag, wo die Suppe versalzen und das Schnitzel verbrannt ist. Jetzt lassen Sie den Ehrlichen heraus und holen den Nachbarn als unbestechlichen Zeugen.

Vor allem die Kombination fettes Essen und Familienstreit bringt uns unserem erklärten Ziel entsprechend näher. Ein Chaos ohne Ende organisierten sich manche Herzpatienten durch ehrliche Fehlermeldungen an übergeordnete Stellen. Haben Sie einen Chef, der nur Ihre Fehler sieht und Ihr Ego beleidigt? Rächen Sie sich. Warten Sie, bis er Ihrer Meinung nach einen Fehler macht. Sammeln Sie Beweise für seine Unzulänglichkeit und präsentieren Sie das Paket im Rahmen einer Sitzung oder vor Journalisten. Nur Schwierigkeiten werden Sie wach halten. Egal ob es der Chef, Mitarbeiter, Untergebene, die eigene Frau oder Ihre Kinder sind. Nur wenn die Fehlermeldung mit einem entsprechenden Gesichtsverlust verbunden ist, werden Sie respektiert werden.

Dämpfen Sie Ihr Selbstwertgefühl

Natürlich haben Ihre Eltern den Startschuß für ein niedriges Selbstwertgefühl gegeben. Wie können Sie aber jetzt als Erwachsener verhindern, daß hektische Leistungsbereitschaft und frei fließende Feindseligkeit abgebaut werden? Wie stecken Sie Ihre Ziele so, daß Sie nicht ankommen können?

Die Formel ist einfach und nahezu universell einsetzbar: Schrauben Sie die Erwartungen hoch. In allen Lebensbereichen haben Sie Gelegenheit dazu. Überprüfen Sie nicht nur Ihre berufliche Karriere, sondern erwarten Sie idealistische Sensationen in der Partnerbeziehung, bei Ihren Kindern und in Ihrem Sexualleben.

Quälen Sie sich aber nicht nur mit Beispielen aus der Vergangenheit. Ihr Alltag gibt genügend Übungsmöglichkeiten, um auch in der Zukunft gewappnet zu sein. Bekämpfen Sie jede Realitätskontrolle und erwarten Sie sich das Wunder der Perfektion nicht nur vom lieben Gott, sondern auch von sich selbst. Nehmen Sie sich ein Beispiel an den zahllosen Politikern, Künstlern und Würdenträgern, die es schaffen, hervorragende Erfolge auf einem Gebiet mit niedrigem Selbstwertgefühl zu kombinieren.

$$\text{Selbstwertgefühl} = \frac{\text{Erreichtes}}{\text{Erwartetes}}$$

Der Kampf um die letzten 20%

Eine unerschöpfliche Quelle für immer neue Streßbelastungen liefert uns das geschickte Hantieren mit den Proportionen von Aufwand zu Nutzen und von Einsatz zu Leistung.

Wenn Sie auf einem bestimmten Gebiet 100% gut sein wollen, brauchen Sie meist auch einen 100% Einsatz. Das gilt nicht nur für Ihre persönlichen Leistungen, sondern auch für die Qualität ihres Partners. Um den bestmöglichen Partner zu erobern, bedarf es enormer Anstrengungen zum Starten und Aufrechterhalten dieser Beziehung. Jeder Konsumartikel unterliegt dieser Regel. Das jeweils beste Produkt ist meist auch das teuerste und erfordert entsprechende Mehrleistung, um es zu erreichen.

Interessanterweise steigen Aufwand und Nutzen nicht gleichförmig an, sondern gehorchen der 80/20 Regel, die der italienische Sozialökonom Paretti entdeckt hat. Begnügen Sie sich mit 80% Leistung, so bleibt ihr Aufwand mit 20% unter der Schmerzgrenze. Zerstören Sie daher Ihre Lebensqualität durch den Kampf um die letzten 20%, die zur Perfektion fehlen. Ziehen Sie Bilanz in ihrem Leben und entscheiden Sie sich für zusätzliche Bereiche, wo Sie für die Zukunft über diese 80% Hürde kommen wollen.

Haben Sie schon die bestmögliche Partnerin, das beste Auto am Markt, den besten Aufschlag in ihrem Vorstadt-Tennis-Club? Erwarten Sie auch hier mehr als Sie erreichen können und das Selbstwertgefühl darf im Keller bleiben.

Lebensbereich Autofahren für A-Typen

Wie Sie alle diese Verhaltensmuster unter einen Hut bringen können, überlegen wir uns jetzt am Beispiel Autofahrer. Wie sehr das Auto unser Selbstwertgefühl repräsentiert, zeigt die totale Identifikation in Dialogen wie: »Wo stehst Du? Ich stehe auf der anderen Straßenseite.« Viele Männer haben mehr Angst, als schlechte Autofahrer zu gelten als für impotent eingestuft zu werden.

Natürlich gilt schon beim Autokauf unsere eben diskutierte 80/20 Regel. Ein germanischer Nobel-Hobel bietet an die 100% des derzeit technisch Möglichen. Mit einem reinen Funktionsauto mit 4 Sitzplätzen und 130 km/h Höchstgeschwindigkeit erhalten wir nach unserer Formel eben nur ein 80%iges Vehikel.

Egal, für welches Auto Sie sich entscheiden: Für alles, was über dem 80% Auto geboten wird, müssen Sie ordentlich mehr arbeiten. Wichtig ist, daß Sie sich ein besseres Auto erwarten, als Sie sich leisten können.

Zur Fahrtechnik selbst. Fahren Sie gegen die Uhr, stoppen Sie Teilstrecken und errechnen Sie, ob Sie in der Zeit sind. Drängen Sie sich in die schnellere Spur, wann immer es möglich ist. Verspannen Sie sich, wenn Sie nicht überholen können. Haben Sie nicht auch den Eindruck, daß Sie überdurchschnittlich oft die Rotphase der Ampel erwischen? Endlich am Ziel, locken Sie mit einer hektischen Parkplatzsuche Ihre letzten Adrenalinreserven heraus.

Autofahren allein ist etwas für lahme B-Typen. Haben Sie schon ein Diktiergerät, ein Autotelefon, oder wälzen Sie nur Berufsprobleme während der Fahrt? Mit einem kleinen Teil des Gehirns müssen Sie jedoch Ihre Funktion als Superpolizist ausleben. Was machen die anderen falsch? Wer schneidet Sie, wer vergißt zu blinken, wer überfährt die Sperrlinie? Ein bißchen Ärger ist zuwenig: Hupen, blinken, toben Sie! Eine deftige Ausdrucksweise mit entsprechender Körpersprache demonstriert auch vor Weib und Kind, wer das souveräne Oberhaupt ist. Das Auto ist natürlich nicht nur der beste Platz, um Familien zu gründen, sondern auch, um sie wieder aufzulösen. Bei 150 km/h kann Ihr Partner nicht aussteigen und muß zuhören. Nützen Sie diese Situation, um Ihre Partnerschaftsprobleme zu verschärfen. Das Auto selbst kann eine ungeheuere Quelle der Adrenalinausschüttung werden, wenn Sie erwarten, daß es immer 100% funktioniert. Verzweifeln Sie sowohl, wenn Ihr Vordermann den Motor abwürgt, als auch, wenn Ihr eigener Untersatz streikt und ein Hupkonzert provoziert. Hervorragend auch die Möglichkeiten, unschuldig und ungerechterweise zum Handkuß zu kommen. Falsche Zeugenaussagen oder Beschädigung mit Fahrerflucht können Ihnen deutlich demonstrieren, daß Sie nicht in der perfekten Welt leben, die Sie sich erwarten.

Überdenken Sie Ihren Urlaub

Es ist vollkommen gleichgültig, ob Sie den Urlaub ersatzlos streichen oder richtig organisieren. Beginnen Sie mit einem lückenlosen Wechsel vom Arbeits- in den Urlaubsstreß. Fahren Sie vom Büro direkt, möglichst selbst und möglichst weit, in alle Windrichtungen davon. Wenn Sie Kinder haben, verzichten Sie auf Spielpausen zwischendurch. Einige Wurstsemmeln und ein isometrisches Training der Schließmuskulatur der ausscheidenden Organe sorgen für Stimmung im Käfig. Der Liegestuhlinfarkt am Tag danach ist in die medizinische Literatur eingegangen — sicher die sonnigste Abkürzung unseres Programms. Erwarten Sie sich keine Auffrischung Ihrer müden Beziehungskiste. Die Wahrscheinlichkeit spricht eher dafür, daß auch harmonische Partnerschaften durch den räumlichen und zeitlichen Dichtestreß destabilisiert werden. Flüchten Sie daher auch im Urlaub in panische Aktivitäten, und besichtigen Sie alles etwas schneller.

Eine dreiwöchige Kur, wie sie Badeärzte immer wieder fordern, könnte jedoch viele unserer Bemühungen vereiteln. Einen großen Bogen schlagen Sie um die Kurorte, die mehr anbieten als 1000 Jahre altes Moor und prickelnde Kohlensäure. Mit subliminaler Gehirnwäsche werden auch eingefleischte A-Typen zu vegetarischen Naturküchefans. Oft beginnt es mit einem

Schnupperurlaub und endet mit dem Totalservice einer kompletten Kur.

Vielfach werden schon Gesundheitscomputer eingesetzt, um die Körperreaktion auf Streß anschaulich sichtbar zu machen. Biofeedback nennt man diesen motivierenden Trick, um den vegetativen Verstimmungen ein Schnippchen zu schlagen.

Vergessen Sie diese Seminaritis und bleiben Sie beim Streßurlaub.

Egal, ob Sie am Meeresstrand grillen oder von Großstadt zu Großstadt jetten, vergessen Sie das fette Essen nicht!

Die großen und kleinen Pausen im Jahr wollen genutzt werden.

TEIL 4

Nützen Sie die Streßatmung

Schnelleres Atmen lernen

Der A-Typ ißt schneller, spricht schneller, geht schneller. Die schnellere Atmung hat jedoch den größten Effekt auf alle Körperfunktionen. Bevor Sie weiterlesen, sollten Sie Ihre Atmung testen. Zählen Sie eine Minute lang Ihre Atemzüge. Konzentrieren Sie sich dabei immer nur auf das Einatmen. Kommen Sie auf über 18 Einatmungen pro Minute, sind Sie schon in der schnelleren Hälfte der zivilisierten Menschen. Der sensationelle Effekt: Sie atmen soviel CO_2 ab, daß der Sauerstoff in der Lunge nicht mehr optimal verwertet werden kann. Die gesamte Muskulatur wird dadurch stärker angespannt, der Blutdruck wird auch in der Ruhe höhergestellt. Der Herzschlag bleibt nahezu konstant. Das rhythmische Schwanken der Pulsfrequenz mit der Atmung verschwindet. Sie haben es geschafft, der Körper kann sich nicht mehr alle paar Sekunden erholen, er bleibt auf Daueraktivität geschaltet. Mit einer neuen Generation von Gesundheitscomputern kann man diese Zusammenhänge nicht nur schön demonstrieren, sondern auch sofort für Änderungsprogramme einsetzen. Lernen Sie schneller atmen, und ein Dauerstreß ist Ihnen sicher. Behelfen Sie sich dabei mit einer Armbanduhr mit Sekundenzeiger. Stellen Sie zuerst die Tagesabläufe fest, wo Sie zu langsam atmen, und üben Sie dann, zwei vollständige Atemzüge in jeweils fünf Sekunden zu schaffen. Bald werden

Sie dieses Körpergefühl als normal empfinden, und jede Entspannungsübung á la autogenes Training wird in Zukunft Unbehagen auslösen. Wir sind unserem Ziel Dauerstreß entscheidend näher gekommen. Unterstützen wir das schnellere Atmen durch drei Techniken, mehr mit der Brust als mit dem Bauch zu atmen.

Drei Wege zur Brustatmung

Eine Möglichkeit, die Bauchatmung zugunsten der Brustatmung zu blockieren, geht über unsere Körperhaltung. Bauch hinein, Brust heraus ist allen militärisch Verschulten sicher noch im Ohr. Die Kombination Streßatmung, ruhig stehen und Brustatmung kennen Sie als fotogenen Trick, um aus einer Reihe von Gardesoldaten herauszukippen. Die zweite Möglichkeit ist enge Bekleidung: Gürtel, Mieder und Korsette. Das im Extremfall erlebte Würgegefühl im Hals kann dann durch Krawatten verstärkt werden. Die letzte, aber wirkungsvollste Methode ist die Kombination von Übergewicht, enger Bekleidung, vornübergebeugtem Sitzen und einer ausgiebigen Mahlzeit. Bevorzugt sollten Sie fette und blähende Speisen wählen. Dazu trinken Sie rasch kohlesäurehaltige Getränke in größerer Menge. Es ist von der Vorbereitung her nicht ganz einfach, dafür winkt ein wohlklingendes Syndrom mit Namen Römheld, das nicht selten direkt zum Herzinfarkt führt.

Der Einsekunden-Trick

Wie schaltete ein Steinzeitmensch von Ruhe auf totalen Streß? Wie startet ein Spitzensportler von Ruhe auf Belastung? Mit einer einzigen schnellen, tiefen Einatmung. Darauffolgendes Luftanhalten mit dem Versuch, weiter einzuatmen, verstärkt diesen Effekt noch. 1400 Körperfunktionen ändern sich dabei in Richtung Aktivität. Viele Manager nützen diesen Trick unbewußt. Sie bauen diese Streßatemzüge in den Alltag ein. Immer wenn das Telefon läutet, wenn sie auf die Uhr schauen, oder wenn ein neuer Gesprächspartner herein kommt. Wahrscheinlich sind Sie noch nicht soweit, wirklich 50−100mal am Tag diesen Aufputscheffekt zu nützen. Sie brauchen Erinnerungssignale, die Ihre Atmung vollautomatisch auslösen. Kleben Sie bunte Punkte, die Sie in jedem Fotogeschäft (Diarähmchen) bekommen, auf häufige kleine Streßauslöser: Uhr, Telefon, Brieftasche. Üben Sie diese Reaktion so lange, bis sie automatisiert ist.

Versuchen Sie
das Atem-Muskel-Training

Zum Abschluß unserer kleinen Atmungsphiloso-
phie ein weiterer Trick für hohen Blutdruck,
Kopfschmerzen und kaputte Zähne. Machen wir
wieder eine kleine Übung. Spannen und beugen
Sie mit jeder Einatmung Ihren Bizeps und ent-
spannen Sie ihn beim Ausatmen. Stellen Sie sich
vor, wie dieser Muskel sich am Abend anfühlen
wird. Sie haben Recht, es ist eine zu auffällige
Art, um Ihrem Herzkreislaufsystem das Leben
schwer zu machen. Viele Herzpatienten entscheiden sich daher, dieses Atem-Muskel-Trai-
ning mit der Nackenmuskulatur oder mit verschiedenen Kaumuskeln zu betreiben. Zähne zu-
sammenbeißen, ja sogar Knirschen, kann so in
Fleisch und Blut übergehen, daß man auch
nachts weiter trainieren kann. Haben Sie schon
viel Geld in Ihre Zahnsanierungen investiert?
Können Sie auch hier mit Ärger rechnen? Keine
Sorge, traditionelle Massagen helfen hier so gut
wie nicht. Sie brauchen nur Ihr Atem-Muskel-
Training fortzusetzen. Sollten Sie es allein nicht
schaffen, nützen Sie auch hier das Biofeedback
eines Gesundheitscomputers.

Viele Studien zeigen, wie leicht auch automati-
sche Körperfunktionen geändert werden können. Sie selbst bestimmen die Richtung dieser
Streßtherapie.

TEIL 5

Gemeinsam zum Herzinfarkt

Anleitung für Frauen unter 60

Emanzipieren Sie Ihre Herzkranzgefäße! Es ist nicht länger notwendig, daß der Leistungsnachweis unserer Gesellschaft den Männern vorbehalten bleibt. In Zukunft müssen Sie nicht mehr zusehen, wenn mit Ihren weiblichen Versicherungsbeiträgen die teuren Rehabilitationsaufenthalte der Männer finanziert werden. Ändern Sie aktiv die 10 Männer zu 1 Frau Quotenregel der Natur und schlagen Sie Ihrem hormonellen Streß-Schutz-Mechanismus ein Schnippchen: Entscheiden Sie sich für die Empfängnisverhütung mit der Pille *und* rauchen Sie dazu. Erst diese Kombination macht Sie in der Herzstatistik zum vollwertigen Mann. War Ihr Selbstwertgefühl bisher auf faltenlose Schönheit und Charme ausgerichtet, erweitern Sie doch Ihren Horizont durch die weibliche Variante des Typ A-Musters. Ihre Voraussetzungen sind hervorragend, wenn Sie durch die dreifache Belastung Haushalt, Beruf, Kinder keine Zeit mehr für Ihre persönlichen Bedürfnisse finden. Streben Sie im Sinne unserer 80/20 Regel danach, die beste Mutter, erfolgreiche Managerin und aufregende Geliebte zu sein. Im Haushalt reicht es nicht, wenn Sie zwischen Ordnung und Chaos ein komfortables Mittelmaß einhalten. Erziehen Sie Ehemann und Kinder zur hilflosen Unselbstständigkeit: Letztlich machen Sie doch selbst alles besser, schneller, gründlicher.

Selbstverwirklichung ist hier fehl am Platz, vertreiben Sie sich lieber die karge Freizeit bis zum Herzinfarkt mit vegetativen Störungen, Migräne und sexueller Appetitlosigkeit.

Die Qual der Partnerwahl

Auf der Rangliste der Streßbelastung durch Veränderungen in unserem Leben findet man viele Partnersituationen sehr hoch bewertet. So bedeutet Verlust des Arbeitsplatzes in der Rangliste von Holmes und Rahe weniger Streß als Heirat, Trennung oder sexuelle Schwierigkeiten. In der Phase der Partnerfindung ändern sogar A-Typen kurzfristig ihr Verhaltensmuster. Sie schenken ungeteilte Aufmerksamkeit, können zuhören, kleine Geschenke machen, ruhig sitzen und Händchen halten. Werden Fehler des Partners von Freunden oder Verwandten aufgezeigt, erregt man sich eher über die Mitteilung als über die reale Situation. Verknüpft man mit dieser Situation die Vorstellung, daß es jahrzehntelang so weitergehen wird, haben wir gute Aussichten, daß beide lebenslänglich glauben werden, nicht den optimalen Partner gefunden zu haben. Sie erinnern sich an unsere Formel für familiäres Selbstwertgefühl?

Erreichtes

Erwartetes

In der Realität geht es nach den Flitterwochen etwas anders weiter. Fehler des Partners werden nicht nur gesehen, sondern auch rückgemeldet. Die Zeit der großen Änderungsprogramme beginnt.

Spielregeln für wirksames Streiten

Wenn Sie sich Ihre Wohnung und Ihre Freizeit so ungemütlich gestalten wollen, daß Sie lieber auf Arbeit ausweichen werden, befolgen Sie diesen Tip: Streiten Sie quer durch die Wohnung und quer durch den Tagesablauf. Kombinieren Sie Ihre Streitgespräche mit Essen, mit entspannter Atmosphäre im Wohnbereich und am besten natürlich im Schlafzimmer. Mit einem guten Mischungsverhältnis erhöhen Sie nicht nur die Chance auf einen frühen Infarkt, sondern auch auf Magengeschwüre und sexuelle Appetitlosigkeit. Wollen Sie bei gleichem Aufwand doppelte Wirkung erzielen, dann laden Sie sich noch zusätzlich Zeugen als unparteiische Schiedsrichter ein.

Workaholic: Flucht in die Arbeit

Warum empfehlen wir dieses Chaos im familiä-
ren Bereich? Es ist die Voraussetzung dafür, daß
aggressiver, gehetzter Leistungsdruck bei der Arbeit relativ attraktiv erscheint. Ihre gesamte Ener-
gie wird für die Leistungsbereitschaft rund um
die Uhr frei. Je mehr Sie fliehen, desto weniger
Reibungspunkte wird es in der Partnerschaft geben. Es ist auf diese Art ohne besondere Anstrengung möglich, auch vollkommen unsinnig und
leer gewordene Beziehungen über lange Zeit auf-
rechtzuerhalten. Nur im Urlaub und im Renten-
alter merkt man dann, wie man sein Leben ge-
staltet hat.

Veränderungsspiele

Jede Veränderung des Partners verändert auch die Machtposition innerhalb der Beziehung. Es kann Ihnen daher nicht egal sein, ob Ihr Partner 10 kg abnimmt, mit dem Rauchen aufhört oder plötzlich mit Bodybuilding beginnt. Wehren Sie den Anfängen! Nützen Sie die schwierige Situation der Umstellung, um alle Bemühungen zu vernichten. Schieben Sie alle Probleme auf etwaige Entzugserscheinungen: »Seit Du nicht mehr rauchst (ißt, trinkst), kann man Dich nicht mehr aushalten.« Sind die Änderungsversuche einmal gescheitert, hindert Sie niemand daran, den Spieß wieder umzudrehen und gerade diese Eigenschaften zu benörgeln: »Rauch, iß, trink weniger!« ist durchaus eine intelligente, konsequente Strategie im Partnerkrieg.

Helfen Sie Ihrem Mann

Der Schlüssel zur Küche ist auch der Schlüssel zum frühen Infarkt. Informieren Sie sich in unseren Ernährungskapiteln, was Sie einkaufen müssen, um die Blutgefäße Ihres Gatten in den Griff zu bekommen. Die richtige Menge ist von entscheidender Bedeutung. Servieren Sie prinzipiell soviel, daß etwas übrigbleibt. Betonen Sie jetzt ihre große Mühe beim Kochen und wie deprimierend der Akt des Wegwerfens sein würde. Zwischen den regulären Mahlzeiten bauen Sie am besten Eßfallen quer durch die Wohnung und den Tagesablauf ein. Der Anblick von Speisen allein wird uralte Hungermechanismen auslösen und automatisch zur Überernährung führen.

Volle Konzentration sollten Sie jedoch auf den Fettverzehr legen. Servieren Sie versteckte Fette so geschickt, daß eine Selbstregulation nicht mehr möglich ist. Der Änderungsaufwand dürfte nicht allzu groß sein. Bleiben Sie einfach bei Ihren bisherigen Rezepten und verweigern Sie jede Innovation im Speisezettel.

TEIL 6

Pflegen Sie Ihre sexuelle Unzufriedenheit

Die Physiologie der Erregung

Streß mischt sich schon immer in die komplizierte Choreographie der Sexualhormone. Wurde ein Steinzeitmensch gestreßt, bereitete sich der Körper auf Angriff oder Flucht vor. Alle Systeme, die dabei nicht gebraucht wurden, blockierten sich dabei vorsichtshalber: Denken, Verdauen, Sex. Bei Dauerbelastung garantierte ein Absinken der Sexualhormone sogar das Ende jeder Fruchtbarkeit.

Die empfindliche Schaltstelle befindet sich dabei am Beginn des sexuellen Reaktionszyklus. Nur die Entspannungsschaltung (Parasympathicus) ermöglicht die Durchblutung der Sexualorgane soweit, daß komfortable Gleitfähigkeit und praktikable Versteifung möglich sind. Sie haben eine Fülle von Möglichkeiten, diese Entspannungsphase zu verhindern. Organisieren Sie sich Zeitdruck, Störquellen und körperliche Erschöpfung, bevor Sie mit hohen Leistungserwartungen ein krampfhaftes Vorspiel starten.

Herz und Sex

Alle Methoden, die Herzkranzgefäße zu verengen, veröden auch das Sexualleben. Es ist daher ein klassisches Henne und Ei-Problem. Bekommen wir schneller Herzinfarkte, weil die Möglichkeit der sexuellen Entspannung gebremst wird? Oder verlieren wir im Streben um einen frühen Infarkt die Lust am Sex. Wie immer sich die Wissenschaft entscheiden wird, ein Zusammenhang ist auf alle Fälle gesichert. Ein regelmäßiges zufriedenes Sexualleben ist neben dem tiefen Schlaf die wirksamste Entspannungsmöglichkeit, die unserem Organismus zur Verfügung steht. Gelingt es uns daher, diesen Entspannungseffekt zu verhindern, zu stören oder ihn einfach durch Peinlichkeit zu entwerten, haben wir einen Riesenschritt in unserem Vorhaben geschafft. Immerhin haben Sie jetzt die Wahl mit Verspannung zu leben, Befindlichkeitsstörungen zu provozieren oder auf herzwirksame Bewältigungsstrategien wie z.B. Rauchen auszuweichen. Erst wenn Ihr Sexualleben mehr Streß verursacht als beseitigt, werden sie mit Freude auf das kleinere Übel der Arbeitsbelastung umsteigen. Nicht wenige Workaholics beziehen ihre Kraft aus dem frustrierten Unterleib. Verblüffen Sie Ihre Umgebung damit, wie lustvoll und befriedigend dieser Lebensstil für Sie ist, und perfektionieren Sie sich, falls Sie im folgenden noch auf Neuland stoßen.

Die Kunst des Augenlesens

Sexuelle Unterversorgung war schon immer ein vielversprechender Motor für Leistung und Aggression. Es ist bei unserer seltsamen Sexualerziehung kein Kunststück, Partnerschaften zu organisieren, deren Intimleben keinerlei Reize aufweist. Knapper als im englischen Wortspiel, wo aus:

> overworked and underpaid
> oversexed and underfucked

die Formel: overworked and underfucked getextet wurde, kann man die Herzkreislaufproblematik nicht beschreiben. Sexuell unglücklich werden kann jeder, wie man sich aber selber damit fertig macht, will gelernt sein. Reden Sie nicht mit Ihrem Partner über Sexualität! Warten Sie, bis er die Kunst des Augenlesens erlernt. Der Grund, warum das Erahnen von Wünschen nicht funktioniert, ist einfach. Was heute noch toll ist, kann morgen schon unangenehm sein. Versuchen Sie es einmal mit falschen Rückmeldungen: »Es war alles in Ordnung und schön«, und schon startet man einen Lernprozeß. »Mehr davon« und langweilige Routine ist Ihnen gewiß.

Einfach Weiterdenken

Sexuelle Entspannung ist das Gegenteil von Streß und muß daher in unserem Programm behindert werden. Ein einfacher Mechanismus im Vegetativum macht es möglich. Entweder logisch denken oder genießen und geschehen lassen. Versuchen Sie doch einmal, schneller einzuschlafen, weil Sie am nächsten Morgen einen wichtigen Termin haben. Je mehr Sie sich bemühen, desto weniger wird es funktionieren. Führen Sie daher auch in Ihrem Sexualleben technisch-kritische Selbstgespräche. Als Mann empfiehlt es sich erziehungsgerecht in Richtung Sexualität und Leistung zu denken: ›Das Vorspiel wird schon fad. Was soll ich jetzt machen?‹ ›Dauert es schon lang genug?‹ ›Ostern 87 war es viel schöner.‹ ›War ich gut?‹ ›125, 124, 123, 122...oje.‹ Viele Frauen merken diese Mehrphasigkeit, denken und lieben und bekommen zu Recht das Gefühl, daß Sex an ihnen gemacht wird. Knöpfe werden gedrückt und erogene Zonen gemartert. Im Grunde eine erfüllte Prophezeiung, die schon Grundschulmädchen ins Unterbewußtsein gejubelt wird. »Paß auf, daß Dich die Männer nicht hereinlegen.«

Nur so ist es richtig

Die entspannende Wirkung eines sexuellen Höhepunktes hängt nicht von der Art und Weise ab, wie er erreicht wurde. Wenn jetzt beide Partner eine breite Palette von Sexualtechniken, sowohl aktiv als auch passiv, als vollwertig akzeptierten, wäre es rasch Schluß mit unnützen Überstunden. Gleichen Sie daher unterschiedliche Häufigkeitswünsche nicht auf derartig liberale, neumodische Art aus. Schränken Sie sich auf ein bestimmtes Ritual ein. Dann gibt es ein klares ja oder nein, und der frustrierte Partner übt wieder einmal Bescheidenheit.

Erweitern Sie die Orgasmuslücke

Vergleichen wir den sexuellen Reaktionszyklus von Mann und Frau, haben wir eine weitere Möglichkeit, uns trotz Höhepunkten unglücklich zu machen. 2—3 Minuten beim Mann stehen 10—15 Minuten bei der Frau gegenüber. Unser Tip für den Mann: Üben Sie, schneller zu werden. Denken Sie doch an die ca. 2500 Quickies, die Sie in Ihrer Jugend rotohrig, schnell und ganz allein erledigt haben. Unser Tip für die Frau: Überlassen Sie die Verantwortung für das Gelingen des Sexuallebens dem Mann. Beschäftigen Sie sich nicht mit Ihrer Sexualität, vor allem wenn Ihnen das Lesen dieser Zeilen schon unangenehm ist. Lassen Sie es bei den durchschnittlich 250 Selbsterforschungen in Ihrer Jugend bewenden. Konzentrieren Sie sich doch darauf, daß nichts schwitzt, riecht oder klebt. Hygiene kann durch nichts ersetzt werden.

Zahlenspiel und Leistungsdruck

Entwerten Sie das Sexualerlebnis dadurch, daß Sie es meßbar in Zahlen und Statistiken umlegen. Wie oft? Wie lang? Wo? Mit wem? Wenn die Turmuhr nicht ausreicht, besorgen Sie sich eine Stoppuhr, ein Meßband und einen Vordruck zur Leistungsbeurteilung durch den Partner. Der gemeinsame Höhepunkt ist nicht genug. Richtige Männer und richtige Frauen ejakulieren auch gleichzeitig. Dem Wiener Sexualtherapeuten Karl Stifter verdanken wir die Wiederentdeckung des vergessenen Phänomens weiblicher Ejakulation. Vereiteln Sie seine Bemühungen zur Entängstigung. Als leistungsorientiertes Paar sollten Sie auch die Menge nicht vergessen: 50 ml oder einfacher ein Leintuchfleck von 30 mal 40 cm. Oder übertreiben Sie es so wie ein statistikgeiler Altpolitiker, der bei einem offiziellen Empfang der ihm vorgestellten Professorin mit dem seltenen Namen Hannelore nach zweiminütigem wortlosen Schweigen verriet: »Fünf Hannelores habe ich in meinem Leben gehabt!«

Do it yourself — aber Schämen nicht vergessen

Wenn Sie, durch sexuelle Appetitlosigkeit frustriert, sich wieder der Anfänge Ihres Geschlechtslebens besinnen, vergessen Sie das Schämen nicht. Verbergen Sie die kleinen Akte der Selbstregulation vor dem Partner. Schließlich handelt es sich hier um eine der raffiniertesten und gefährlichsten Todsünden unserer Zeit.

Weniger klerikale Sexualtherapeuten predigen natürlich das genaue Gegenteil. Sie sehen in der Selbstbefriedigung für Männlein und Weiblein einen unverzichtbaren Lernakt mit jemandem, den man wirklich gern hat. Für ein romantisches Szenario mit Brausetricks, gleitfreundlichen Ölen, Stimmungsmusik und Sexspielzeug ist ihnen keine Zeit zu schade. Bleiben Sie dem notdürftigen Ambiente öffentlicher Toilettenanlagen treu und keuchen Sie nicht zu laut.

Noch vor wenigen Jahren empfahl ein prominenter kirchlicher Würdenträger seinen Gläubigen, im Zweifelsfall lieber den Tod einer schwerkranken Frau durch Geschlechtsverkehr zu riskieren, wenn auf der anderen Seite die Gefahr der Todsünde Selbstbefleckung das Seelenleben des Mannes gefährdet. Diese ›Schäm dich‹-Spiele haben natürlich einen sehr ernsthaften Hintergrund. Nur wer sich nachher schämt, kann sofort nachher aufstehen und seine Scham in Arbeit und Leistung umlegen.

Probieren Sie es mit Enthaltsamkeit

Ganz ehrlich, ich habe Verständnis, wenn Sie sich diese sexuellen Abenteuer und uralten Rein-Raus-Spiele ersparen wollen und einen direkten Weg zum Herzinfarkt suchen. Warum nicht? Sexual- und Streßhormone sind Gegenspieler. Blockieren Sie Ihr Sexualleben total. Üben Sie Enthaltsamkeit, auch wenn es Ihren Partner stört. Keine Sorge, daß Sie als skurril abgestempelt werden. Sie liegen genau im Zeitgeist. Denken Sie ernsthaft darüber nach, ob Sie nicht Ähnliches von Ihrer Umgebung fordern sollten. Wenn Sie Ihren Freundes- und Familienkreis missionieren, bleiben Sie hart und streichen Sie Toleranz aus Ihrem Wortschatz.

TEIL 7

Der ganz normale Ernährungswahnsinn

Viele Pfade führen zum Ziel

Es gibt keine gesunden und auch keine krankma-
chenden Lebensmittel! Es ist eine Mengenfrage
und die Frage, was Sie mit Ihrer Ernährung erreichen wollen. Wir haben es hier einfach. Wir liegen nicht im Wettstreit mit hunderten Theorien,
wie das gesunde Essen ausschauen müßte. Uns
geht es um die Frage: Wie bekommen Sie die
Herzkranzgefäße zu! Wie bekommen Sie einen
Herzinfarkt! Keine Angst vor langweiligen Diäten. Lassen Sie sich bitte nicht verwirren. Bei allen Gesundheitsratschlägen geht es um viel
Geld. Sehr viel Geld sogar: Für die betroffenen
Firmen kann es nicht egal sein, ob Butter oder
Margarine empfohlen wird. Die Frage, was mit
dem Herz passiert, tritt demgegenüber oft in den
Hintergrund. Lieber Leser, in unserem Buch geht
es ehrlich zu. Auf den nächsten Seiten werden
wir u. a. Vollmilch, Butter und Margarine, Zukker und Salz, Eier und Schmalz massiv bewer-
ben. Ich darf daher hier ganz öffentlich die ver-
antwortliche Industrie zu Spenden aufrufen.

Der süße Pfad

Vor nur 11 Generationen war der Zuckerkonsum um die 5 kg pro Kopf und Jahr, heute sind es zwischen 40–50 kg. Wollen Sie einen Herzinfarkt, so geben amerikanische Kardiologen eine Mindestempfehlung ab: 20 kg pro Jahr.

Das einfachste wird sein, Sie essen normal weiter wie bisher. Der eigentliche süße Pfad zum Herzinfarkt funktioniert ums Eck herum und etwas komplizierter. Gehen wir vom kontinentalen Frühstück aus: 2 Semmeln, Marmelade, gezuckerter Bohnenkaffee. 80% der Bevölkerung tun es und fühlen sich sehr wohl im Moment. Bei der Hälfte der Erwachsenen fällt jedoch der Blutzuckerspiegel, der rasch angestiegen ist, 90 Minuten später unter die Norm: Hypo. Man fühlt sich flau, müde, kribbelig. Nicht lange, denn wir sind intelligent genug, etwas zu unternehmen. Fast alle Gegenregulationen, die üblicherweise gestartet werden, passen in unsere Anleitung zum Herzinfarkt:

1. Wieder etwas essen. Am besten wieder süß usw.
2. Kaffee mit Zucker oder Limonaden trinken.
3. Alkohol. Viele Alkoholkranke regulieren mit Alkohol den Blutzuckerspiegel.
4. Adrenalinstöße durch das Typ-A-Muster ermöglichen Durcharbeiten auch in Pausen; hochtourig bleiben.

5. Nikotin. Viele weichen bei Rauchertherapien auf Süßigkeiten oder Alkohol aus.
6. Depression. Sich schlecht fühlen, obwohl es uns eigentlich gut geht.

Erst nach Herzinfarkten wird der Mechanismus ›süßer Pfad‹ sichtbar. Weil viele Ärzte die obengenannten Substanzen verbieten, bemerken die Patienten plötzlich Tagesschwankungen. Unser Tip: Weitermachen wie bisher. Bleiben Sie bei diesem Frühstück. Es kostet unsere Volkswirtschaft zwar Milliarden, aber für einen frühen Herzinfarkt darf einem nichts zu teuer sein. Verbirgt sich doch hier der gemeinsame Nenner unseres ganzen Buches.

Der fette Pfad

Der langjährige Streit, welches Fett — Butter oder Margarine? Pflanzlich oder tierisch? — ist entschieden! Der entscheidende Faktor ist Gesamtfett pro Mahlzeit und Gesamtfett pro Tag. Die Wirkung auf das Gefäßsystem hängt aber zusätzlich von unserem Streßniveau bzw. Typ A-Muster ab. Wieviel Fett müssen Sie mindestens essen, um über 6 Stunden ein wesentlich erhöhtes Infarktrisiko zu haben? Die Antwort ist einfach umzusetzen. Mindestens 20 g Fett pro Mahlzeit. Mindestens 50 g pro Tag. Meine Empfehlung: Trinken Sie 1 Liter Milch pro Tag, und Sie haben Ihr tägliches Fett schon abgekriegt. Noch dazu, wo der Fettgehalt auf 4,5% angehoben wird. Sogar das Landwirtschaftsministerium unterstützt unsere Bemühungen. Jedes zusätzliche Butter- oder Margarinebrot katapultiert Sie in den Risikobereich. Dabei haben wir bis jetzt noch gar keinen fetten Schweinebraten gegessen. One fat meal can kill you! Ein fettes Mahl kann einen umbringen, pfeifen die Koronarspatzen in San Francisco vom Dach des Meyer-Friedman Institutes. Ich überlasse es Ihrer Fantasie, wie Sie Ihren Speiseplan für sich oder die gesamte Familie in Zukunft auffetten werden. Schauen Sie in Ihren Kochbüchern nach. Backen und frittieren wertet jede Mahlzeit auf. Denken Sie auch an die versteckten Fette in Fleisch- und Wurstwaren. Bei Salaten greifen Sie wieder zu Mayonnaise oder auch ruhig mal zu den pflanzlichen Ölen mit den mehrfach ungesättigten Fettsäuren, die einzig für Ratten ›essentiell‹ sind. In diesem Fall darf sogar offiziell Werbung für den Herzinfarkt gemacht werden. »Butter kann durch nichts ersetzt werden.« »Die gesunde Milchpause.« »Die leichten Öl- und Margarinesorten.« Bitte vor den Vorhang.

Der flüssige Pfad

Sie brauchen 2 Liter Flüssigkeit pro Tag. Denken Sie darüber nach, wie Sie mehr Fett, mehr Zukker, mehr Alkohol, mehr Salz und mehr Kalorien hineinschwindeln können.

Wir begrüßen die Idee, den Butterberg via 4,5%iger Fettmilch in den Herzkranzgefäßen der Bevölkerung endzulagern.

»Pur statt gemischt« und »je süßer desto lieber« ist unsere Devise. Wenn Sie Ihren durchschnittlichen Alkoholkonsum durch Mineralwasser halbieren, entspricht dies einer einmonatigen Fastenkur.

Hände weg vom Mineralwasser! Kaufen Sie auf keinen Fall Mineralwasser, das wenig Koh-

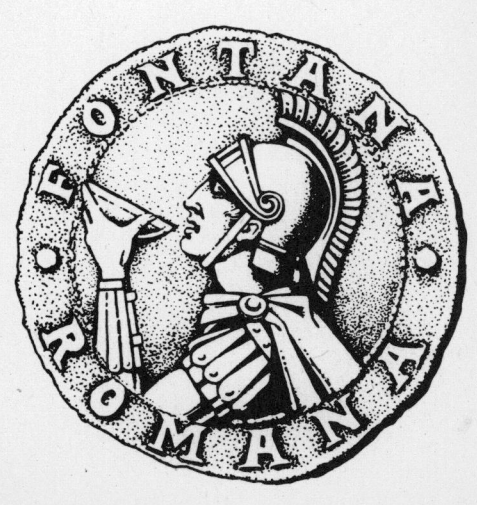

lensäure und wenig Salz auf dem Analysezettel ausweist.

Streichen Sie Mineralwasser von Ihrer Einkaufsliste. Vorsicht, wenn Sie dieses Zeichen sehen. Verwässern Sie sich nicht die Chance auf einen Herzinfarkt.

TEIL 8

Das psychologische Ernährungstraining P.E.T.

Schrauben Sie Ihren
Gewichtsregler hoch

Jeder ist Experte für die Frage, was man tun muß, um Gewicht zuzulegen. Mehr essen — weniger bewegen. Zum Abnehmen wird das Gegenteil empfohlen: Weniger essen — mehr bewegen. Nicht gerade spannend bei oberflächlicher Betrachtung. Das Konzept stimmt jedoch hinten und vorne nicht. Wenn man sich nicht bewegt (z.B. Krankenhausaufenthalt), nimmt man stark ab. Die Muskulatur und mit ihr viel gespeichertes Wasser wird abgebaut. Wenn man mittels eines Herzkreislauf-Trainingsprogramms beginnt, 3 mal wöchentlich über 10 Minuten eine Pulsfrequenz von 180 minus Alter zu erreichen, nimmt man Gewicht zu, weil man sich bis zu 30% der Herzschläge erspart. Auf der anderen Seite gibt es Menschen, die ohne viel nachzudenken ihr Gewicht über viele Jahre ganz konstant halten, die einen sogenannten ›Ponderostaten‹, einen Gewichtsregler, haben. Geboren werden wir alle mit dieser zentralen Steuereinheit, doch nur wenige wissen, wie man sich ihrer bedient. Auf unserer Suche nach dem frühen Herzinfarkt interessiert uns natürlich, wie man den Ponderostaten nach oben verstellt. Es sind nicht alle Abmagerungskuren geeignet, einen Herzinfarkt vorzubereiten. Es gibt auch hier Spezialisten:

Killerdiäten, die sich
bewährt haben

Unangefochtener Spitzenreiter ist die ›Fett-Ei-weiß-Mastkur‹, die in vielen Variationen immer wieder fröhliche Urstände feiert. Kohlehydrate werden streng begrenzt, dafür Fett und Eiweiß nach Belieben erlaubt. Ausgerechnet das Wasser, das im Muskel gespeichert für Kühlung und Funktion sorgt, wird hier abgebaut. Vor allem im Herzmuskel kann man hier in Kombination mit körperlichen Anstrengungen blitzartige Ergebnisse erzielen. Wieder ein Pat-endrezept, die viele Kapitel dieses Buches überflüssig macht. Es geht so einfach, daß man es kaum glaubt: Nehmen Sie ab, und der Ponderostat stellt sich höher ein! Schnell einen Beweis aus Ihrer persönlichen Erfahrung. Stark Übergewichtige haben meist schon Abspeckaktionen mit vielen hundert Kilos hinter sich, und am Ende schleppen sie sich mit dem persönlichen Höchstgewicht herum, bis sie sich dazu entschließen, mit einer neuen Aktion des Hungerns den Ponderostaten höher einzustellen. Abnehmen ist das Pat-endrezept für den Übergewichtigen! Mit der Lösung des Problems löst sich auch der Übergewichtige endgültig in Herzinfarkt auf. Längerfristiges totales Fasten eignet sich aus ähnlichen Gründen. Prinzipiell eignet sich jede einseitige Ernährung, die nach Beendigung in die Gegenrichtung kompensiert werden muß. Sie brauchen nicht sehr sorgfältig in der Auswahl von Spezial-, Super-, Spielend-, Endlich-, Star-, Hollywood- und ähnlichen Diäten umzugehen. 90% dieser Aktivitäten fördern auf lange Sicht einen Herzinfarkt. 10% halten die Wahrscheinlichkeit konstant. Ein einziges Programm kann die Veränderungen in den Herzkranzgefäßen rückbilden und muß daher von unseren Lesern gemieden werden! Vielleicht sollte ich es gar nicht beschreiben. Wenn Sie nicht in Versuchung geführt werden wollen, lesen Sie hier nicht weiter:

Dean Ornish heißt der Wunderknabe, der 100 Angina-Pectoris-Herzpatienten in eine 2jährige Studie verpflichtet hat. 50 begannen sofort mit Programmen. 50 mußten ein Jahr als Kontrollgruppe warten. Ein teilweise tödliches Warten, wie sich sehr bald herausstellte. Die Soforttherapiegruppe verlor innerhalb weniger Wochen bleibend Übergewicht, hohen Blutdruck und ihre anfallsartigen Beschwerden. Alle Laborwerte änderten sich in Richtung Idealwerte. Nachdem wir in unserem Programm gerade das ja verhindern wollen, leben Sie nicht nach folgenden Spielregeln: Ausgewogene vegetarische Ernährung mit viel Sojaeiweiß (Arginin). Kein Milchprodukt, keine Eier, kein Fleisch, kein Alkohol. Praktisch kein Fett, kaum Salz. Klingt nicht so kulinarisch, aber ein Spitzenkoch hat es geschafft, trotz all dieser Einschränkungen ein recht abwechslungsreiches Monatskonzept zu entwickeln. Flankierende Maßnahmen waren übrigens leichte Spa-

zierrouten, Dehngymnastik und natürlich Atem-
übungen. Lassen Sie sich nicht verwirren, auch
wenn Ornish in den Medien gefeiert werden
wird und vielleicht sogar den Nobelpreis kas-
siert. Wir bemühen uns weiter um den Herzinfarkt und vergessen diesen Gesundheitsfanatiker. Halten Sie sich lieber an die Kost in den meisten Spitälern, Rehabilitationszentren und Kurorten. Dort wird als Konzession an den Publi-
kumsgeschmack und an die Küchenverwalter
nach wie vor in Richtung Herzinfarkt gekocht.

Zerstören Sie Ihren
Hunger-Sättigungsmechanismus

Vorweg ein wissenschaftliches Experiment mit sensationellen Ergebnissen (Hashim van Italie): Der Unterschied in der Hunger-Sättigungsregulation zwischen stark Übergewichtigen und Dünnen sollte näher erforscht werden. Dicke und Dünne lebten dabei zwei Wochen lang kontrolliert nach folgenden Spielregeln: Essen Sie, bis Sie angenehm satt sind, Hungern ist verboten. In der ersten Woche gab es gute Hausmannskost, was immer das in den USA heißen mag. Die Dicken begnügten sich mit 3300 Kalorien, die Dünnen waren schon nach 3000 Kalorien satt.

Spannung in der zweiten Woche. Was würde passieren, wenn man alle äußeren Eßsignale: Anblick, Geruch, Geschmack verhindern würde? Es ist dies der einzige Weg, um jemanden zur Selbststeuerung durch den angeborenen Hunger-Sättigungsmechanismus zu zwingen. Die praktische Durchführung sah so aus, daß ein Brett am Tisch die eigentliche Nahrung verdeckte. Aus einem Schlauch wurde jetzt an einem Speisebrei genukkelt, der weder gut noch schlecht war. Das Ergebnis sollten Sie versuchen, selbst zu erraten, bevor Sie weiterlesen. Auch Experten tippen hier üblicherweise weit daneben. Die Dünnen gingen von 3000 cal auf 2700 cal pro Tag zurück. Die Dicken reduzierten auf 200 cal pro Tag! Auch Dicke haben einen funktionierenden Hunger-Sättigungsmechanismus. Er ist durch Lernprozesse in unsere Umwelt verlagert worden. Wenn Essen da steht, ist man hungrig. Satt wird man erst, wenn alles aufgegessen ist. Sie sehen, wieder eine neue Möglichkeit, rascher zum Herzinfarkt zu kommen. Jeder kann lernen, übergewichtig zu werden. Wie Sie am besten Ihre innere Regulation austricksen, zeigen Ihnen folgende Übungen:

1. Koppeln Sie Essen mit anderen Beschäftigungen, zum Beispiel Fernsehen und Essen. Nach einigen Lerndurchgängen sollten Sie schon beim Einschalten des Fernsehers Eßbereitschaft und Speichelfluß spüren.

2. Essen Sie an möglichst verschiedenen Orten in Ihrer Wohnung. Lassen Sie Lebensmittel in Schüsseln sichtbar liegen.

3. Erstellen Sie hungrig Ihre Einkaufsliste oder gehen Sie hungrig einkaufen.

4. Lernen Sie auch ohne Speichelfluß zu essen. Verwenden Sie Getränke, um hinterzuspülen.

5. Schlucken Sie größere Bissen ungekaut, damit Sie zwischendurch Magenknurren bekommen.

6. Verwenden Sie den ›süßen Pfad‹ vom vorigen Kapitel, um eine Flaschmeldung ›Hunger‹ aus dem Organismus zu bekommen.

7. Lernen Sie schneller essen. Legen Sie Ihr Besteck nicht aus der Hand. Schneiden Sie größere Bissen herunter. Arbeiten Sie mit den Händen weiter, während Sie kurz kauen. Le-

gen Sie den neuen Bissen zum halbgekauten dazu. Verwenden Sie eine Eieruhr zur Selbstkontrolle. Versuchen Sie, der schnellste am Tisch zu sein.

Üben Sie Ersatzbefriedigung

Falls Sie es nicht schon als Kind gelernt haben, üben Sie, Ihre Bedürfnisse zu verwechseln. Versuchen Sie es mit Essen:

- wenn Sie einsam sind
- wenn Sie verärgert sind
- wenn Sie enttäuscht wurden
- wenn Sie nicht gestreichelt werden
- wenn Sie sich belohnen wollen

TEIL 9

Endlich am Ziel!
Die Tage um
den Herzinfarkt

Zeitbombe und Sicherungen

Jetzt entscheidet es sich, ob Sie nur halbherzig Ihr Programm zum Infarkt fortführen oder ernst machen wollen. Wir gehen davon aus, daß Sie es bereits geschafft haben, Ihre Herzkranzgefäße mit Hilfe unseres Programmes zu verengen. Vielleicht haben Sie auch schon einen Herzinfarkt gehabt oder eine entsprechende Veranlagung. Sie leben jetzt mit einer Zeitbombe! Wenn wir sie nicht entsichern, wird sie möglicherweise nie losgehen. Sind Sie soweit? Es gibt 4 Wege der Entsicherung:

1. Eine einzige Mahlzeit, die reich an tierischem oder/und pflanzlichem Fett ist: Mindestmenge 20 g! Menschen des Typ A können ihr Blut nicht rasch genug von zugeführtem Nahrungsfett befreien. Die roten Blutplättchen verkleben und drohen damit kleine und kleinste Blutgefäße zu verstopfen. Dieser Zustand dauert mindestens 6 Stunden an.

Mögliches Ergebnis: Brustenge-Angina pectoris, ein neuer Infarkt oder sogar ein plötzlicher Todesfall. Die Blutgefäße im Bauchraum werden plötzlich erweitert. Mehr Blut im Bauchraum bedeutet aber weniger Durchblutung im Herzmuskel, mit dem bereits beschriebenen Resultat.

2. Schwere körperliche Belastungen sind immer Auslöser für plötzliche Infarkte. Sogar für

scheinbar Kerngesunde bedeutet es immer wieder das Aus bei Überanstrengung.

3. Kaffee und Alkoholexzesse. Das heißt, mehr als 3 Tassen Kaffee und mehr als einen halben Liter Wein pro Tag.

4. Längerer Aufenthalt in der Kälte oder plötzlicher Kälteschock im Tauchbecken der Sauna verengt krampfartig kleine Blutgefäße.

Selbstdiagnostik: Herzinfarkt
(Angina pectoris)

Angina pectoris bedeutet Brustenge. Ursache ist die Verengung der Blutgefäße, die den Herzmuskel selbst mit Blut versorgen. In Belastungssituationen erhält das Herz zu wenig Sauerstoff. Sie bemerken folgende Zeichen: Atembeklemmung bis zum Gefühl, von eisernen Ringen umklammert zu sein, Unruhe, extreme Angst. Der eigentliche Schmerz sitzt hinter dem Brustbein und kann in beide Arme, den Hals oder den Oberbauch ausstrahlen.

Der frische Herzinfarktschmerz ist eine schwere Angina pectoris, die jedoch auch im Ruhestand auftreten kann. Der Schmerz dauert nicht nur ein paar Minuten, sondern er hält an. Die Nitroglyzerin-Kapseln, die beim Angina pectoris Anfall helfen, zeigen beim frischen Infarkt keine Wirkung. Relativ häufig ist der frische Infarkt raffiniert getarnt. Z. B. keine Angst, keine Schmerzen, aber plötzliche Bewußtlosigkeit mit Erbrechen, rasche Erholung nach einer halben Stunde und bei der nächstbesten Belastung Todesfall. Da gibt es unvermittelte Oberbauchbeschwerden oder eine unerklärliche Atemnot. Da kann, neben einem leichten Druck in der Brustmitte, der Schmerz hauptsächlich in einem Arm oder im Kiefer lokalisiert sein.

Was tun, wenn es soweit ist?

50% der frischen Herzinfarktpatienten benötigt

eine Stunde für die Entscheidung, einen Arzt zu konsultieren. Nicht wenige ignorieren sogar diese klassischen Symptome und versuchen weiterzuarbeiten.

Spielen Sie Ihre Symptome herunter, wenn Sie den schwer erreichbaren Hausarzt an der Strippe haben, trinken Sie eine Tasse Tee, machen Sie unsere Schnellatemübungen und Sie werden den Herznotarztwagen nicht mehr brauchen.

Die Hälfte aller Herzinfarkttoten erspart sich und uns mit dieser Zaudertaktik die teure Rehabilitation.

Rehabilitation schadet nicht

Sollten Sie Ihren ersten Infarkt überleben, immerhin steht es dafür 50:50, lassen Sie Ihren Spital- und Rehabilitationsaufenthalt ohne viel Nachsehen über sich ergehen. Vermeiden Sie den Kontakt mit den dort arbeitenden Psychologen und murren Sie nicht, wenn Sie auch dort auf den süßen oder fetten Wegen wandeln, die Sie todsicher zum nächsten Infarkt führen.

Es ist doch nicht aller Tage Abend, und Sie haben ja schließlich noch mehrere Herzkranzgefäße, die man verengen könnte. Es ist allerdings im Bereich des Möglichen, daß man Ihnen vorschlägt, Ihre verengten Gefäße durch eine sogenannte Bypass-Operation zu umgehen. Darüber sind die Meinungen der Experten geteilt. Ein bekannter Rehabilitationskardiologe vertrat allen Ernstes die Ansicht, daß vor allem die vorbeugend gelegten Bypasse der fast Gesunden gut funktionieren, während man die Schwerstbetroffenen lieber nicht mehr operiert, um sich nicht die Statistik zu verpatzen. Aber im großen und ganzen kontrollieren Sie selbst, wie schnell Sie einen Infarkt organisieren können.

So machen Sie Ihre Medikamente unwirksam

1. Vergessen Sie die Medikamenteneinnahme! Erste Möglichkeit: Sie sorgen dafür, daß die Medikamente nicht greifbar sind, lassen Sie sie am Nachtkästchen liegen, wenn Sie beruflich unterwegs sind etc. Besonders wirksam ist es auch, die Medikamente zu vergessen, die Sie bei Bedarf brauchen, um plötzliche Herzbeschwerden abzuwenden. Greifen Sie mit der Hand aufs Herz und lassen Sie Ihre Familie Blut schwitzen, während sie das Nitro sucht. Ausgeklügelter ist aber das Medikamenten-Quiz, das vor allem Profis in eigener Sache immer wieder anwenden: »Hab ich's jetzt schon genommen oder nicht?« Machen Sie die nachlässige Familie mitschuldig.

2. Nehmen Sie die Tabletten absichtlich falsch ein: Wenn Ihnen dieser Schritt übertrieben erscheint, nehmen Sie sich doch ein Beispiel an den 4 von 5 Blutdruckkranken und jedem 2. Herzinfarktpatienten. Mit dieser wirklich einfachen Technik verbessern Sie Ihre Chancen erheblich. Da die meisten Ärzte diese Möglichkeit verdrängen, haben Sie gute Aussichten, falsch behandelt zu werden. Wirksame Medikamente werden frühzeitig gewechselt oder die Dosis wird unsinnig erhöht. Ein paar kleine Notlügen und eine wortkarge Verschlossenheit machen sogar aus partnerschaftlichen Internisten hilflose Tierärzte.

Ihr Ziel ist der Infarkt, und da kann nur jedes Mittel recht sein.

3. Kombinieren Sie Ihre Medikamente mit Alkohol. Die meisten haben einen nachgewiesenen Effekt auf den Alkohol oder auf die Wirksubstanz selbst. Diese Nebeneffekte wurden natürlich immer nur für ein Medikament plus Alkohol festgestellt. Niemand weiß sicher, wie spektakulär sich fünf Medikamente mit einer Flasche Veltliner vertragen. Ein weites Feld für persönliche Forschung tut sich hier auf.

4. Entwerten Sie Ihre eingenommenen Medikamente durch Psychotricks. Früher war es üblich, Medikamente mit Wünschen, Hoffnungen und genauen Vorstellungen zu verbinden. Solche zusätzlichen Placeboeffekte können wir natürlich in unserem Programm nicht brauchen. Minimieren Sie die Wirkung durch Zweifel und Mißtrauen und konzentrieren Sie sich auf die Nebenwirkungen. Genaue Selbstbeobachtung führte in Forschungskliniken zu einer erheblichen Häufung der unangenehmen Begleiterscheinungen, auch in den Gruppen, die nur Scheinpräparate erhielten. Magen- und Kopfschmerzen kann man sich am besten vorstellen und schlecht nachweisen. Immerhin können Sie eine sachlich richtige medikamentöse Einstellung zumindestens hinauszögern.

TEIL 10

Ihre Kinder sollen es einmal besser haben

Schwangerschaft, Geburt, Sexualerziehung

Niemand wird mit der Leistungsbereitschaft geboren, die für unsere heutige Zeit notwendig ist. Wollen Sie Kinder, die in die heutige Zeit passen, können Sie nicht früh genug beginnen, die Weichen für die Zukunft zu stellen. Beginnen Sie am besten schon während der Schwangerschaft mit einem realistischen Vorbereitungsprogramm. Leben Sie so weiter wie bisher! Wie soll ein Kind erst einmal gerüstet sein für den Lebenskampf, das weder Adrenalin, Nikotin, Alkohol oder die vielen notwendigen Chemikalien des ganz normalen Alltags im Mutterleib kennengelernt hat. Wenig sinnvoll erscheint der Versuch, Ihren Nachwuchs schon bei der Geburt zu verhätscheln. Achten Sie auf high-tech-Ausführung des Kreißsaales, grelles Licht, und vermeiden Sie vor allem unnötigen Hautkontakt. Zärtlichkeit und Berührungsbehaglichkeit werden sehr früh geprägt und lenken im späteren Leben von den eigentlichen Herausforderungen ab. Machen Sie Baden, Wickeln und Fütterung nicht zu lustvollen Episoden der Verweichlichung. Steinzeitliches Bruststillen hat nur einen Sinn, wenn damit durch indirekte Zufuhr von Umweltinformationen à la Zigarette ein gewisser Abhärtungseffekt verbunden ist.

Körperliche Selbsterforschungen der Kinder, die nicht einmal den Genitalbereich auslassen, sollten nicht nur aus religiösen Gründen unterbunden werden. Einige dosierte Klapse verbinden Sie zeitlich so eng mit einem gezischten »Pfui!« und einem verächtlichen Augenaufschlag, daß Sie später mit den Augen allein die notwendige Erziehung fortführen können. Vergessen Sie dabei nicht, die Dinge beim richtigen Namen zu nennen. Für Buben empfiehlt sich die Verwendung von ›Stolz‹, während für Mädchen ›Schande‹ eine gepflegte Einstellung für das zukünftige Fortpflanzen garantiert.

Für Mädchen setzen Sie die ›Pfui‹-Ideologie bis ins Altersheim fort. Je nach Alter untermauern Sie die Theorie ›Männer wollen nur das eine‹ und ›Frauen werden dabei hereingelegt, benützt, entwertet‹. Allein können Sie dieses Konzept nicht durchführen: Suchen Sie sich geeignete Lehrer, Pfarrer und Tanten zur moralischen Unterstützung. Verfolgen Sie argwöhnisch entsprechende Passagen im Unterricht und vertreiben Sie Lehrer, die Sexualität zum selbstverständlichen, gemütlichen Teil der Lebensqualität verzerren. Die Information über diverse Geschlechtskrankheiten ist sicherlich sinnvoller als die offene Einladung zur Promiskuität durch die Diskussion über empfängnisverhütende Maßnahmen.

Etwas anders legen Sie die Aufklärung bei Knaben an. ›ER‹ muß ja einmal die Sexualität vollverantwortlich steuern, Regie führen und gut sein. Da entsprechende Übungsmöglichkeiten aus vorher genannten Gründen nicht in befriedigendem Ausmaß möglich sind, wird die Sexualität durch heroische Selbstversuche eingeübt. Mit etwas Geschick sollte es auch Ihnen gelingen, daraus die richtige Mischung aus Leistungsdruck, schlechtem Gewissen und Unvermögen herzustellen, auch wenn heute nicht mehr jeder an Rückenmarkschwund und Höllenqualen als gerechte Strafe glaubt. Eine Mischung, die im späteren Leben die Konzentration auf wahrlich wichtige Ziele wesentlich erleichtert. Nur mit dieser umfassenden Sexualerziehung garantieren wir die spätere sexuelle Appetitlosigkeit, die auch unsinnige Beziehungen stabilisiert und die Flucht in die Arbeit möglich macht.

Erziehung zu Leistung und Realität

Wie Ihre Kinder sich einmal im Leben bewähren werden, hängt nicht von Ihrer Liebe zu den Kindern ab! Allein entscheidend ist die Art und Weise, wie Sie diese Liebe für die Kinder erfahrbar machen. Liebesbeweise sind ein noch besseres Erziehungsmittel als die gesunden Klapse, die Fortschrittswahnsinnige am liebsten abschaffen würden.

Immer wieder findet man Eltern, die durch eine spontane, zufällige und bedingungslose Zuwendung zu ihren Kindern eine gezielte Pädagogik verhindern. Woran soll sich ein Kind im Leben orientieren, wenn es für simples Betrachten des schönen blauen Himmels genauso gelobt und umarmt wird wie für eine echte Leistung. Jedes Lob ohne Leistung bläst das Selbstwertgefühl eines Kindes derart auf, daß es auch später im Leben ruhig sitzen und in die Luft schauen kann. Manche dieser Kinder haben direkte Leistungsvergleiche, in welchem Gebiet auch immer, nicht mehr nötig. Jeder Biß und jede Ärgerbereitschaft geht ihnen derart verloren, daß sie sich selbst als Maß genug sind. Es ist doch ganz einfach: Lieben und loben Sie nur in direktem Zusammenhang mit Leistung. Bei Bedarf entziehen Sie Liebe und Lob statt körperlicher Bestrafung. So lernt jedes Kind: Nicht ich selbst bin wertvoll, sondern das, was ich um mich selbst aufbaue. Denken

Sie bei dieser Methode nicht nur an die Schule, jede sportliche oder künstlerische Betätigung kann mit diesem System weiterentwickelt werden. Gelingt es Ihnen, durch konsequente Anwendung eine Übertragung in das Unterbewußtsein des Kindes zu erreichen, ist Ihre Erziehungsarbeit abgeschlossen. Es wird keinen Lebensbereich geben, der nicht mit entsprechendem Ehrgeiz bewältigt wird. Ihr Kind wird ab jetzt versuchen, immer mehr in immer kürzerer Zeit zu erreichen. Das Selbstwertgefühl wird durch den direkten Vergleich mit anderen definiert werden. Kein noch so kleiner Fehler in der Umgebung Ihres Sprößlings wird verborgen bleiben. Eine frei fließende Ärgerbereitschaft wird zur Garantie, daß sich auch zukünftige Mitarbeiter, Lebenspartner und Enkelkinder leistungsorientiert weiterentwickeln.

Realitätskontrolle kann aber auch schon bei noch so einfachen Kinderspielen trainiert werden. Gewöhnen Sie Ihre Kinder früh an das Verlieren. Lassen Sie sich nicht durch die enormen Wutreaktionen verlierender Kleinkinder aus der Fassung bringen. Nehmen Sie es eher als Hinweis für die absolute Dringlichkeit, diese Entwicklungsphase hinter sich zu bringen. Aber vielleicht haben Sie ohnehin keine Lust, mit Ihren Kindern die Zeit spielend zu vertrödeln, sondern imponieren lieber als rundum wichtiger Arbeitstiger. Falls Sie jetzt unglücklich über die eigenen Erziehungsfehler und die

Ihrer Eltern nachgrübeln: Es ist noch nicht alles verloren. Die Selbsterziehung ist zwar schwierig, aber möglich, wie wir Ihnen mit unserer Anleitung beweisen wollen.

Anleitung zur Ernährung im Kindesalter

Kleinkinder regulieren Hunger, Sättigung und Auswahl der Nahrung so wie in der Steinzeit: durch innere Kontrolle. Sie wissen, wann sie Hunger haben, wann sie genug gegessen haben und was sie wirklich brauchen. Daß diese Selbstregulation in der heutigen Zeit eher unpraktisch ist, brauchen wir nicht extra zu betonen. Beginnen Sie so früh wie möglich, diesen inneren Mechanismus zu umlaufen und eine Fernsteuerung durch die Umgebung zu installieren.

Gewöhnen Sie Ihre Kinder an die UHR! Fixe Fütterzeiten und Mengen zwingen auch noch so aufsässige Kleinkinder dazu, dann zu essen, wenn etwas da ist, und nicht, wenn sie gerade hungrig sind. Natürliche Sperrmechanismen der Sättigung kann man durch Verwendung entsprechend gesüßter Industrieprodukte leicht umgehen.

›Süß‹ war jahrtausendelang ein Qualitätsgarant für hochwertige Nahrung und kann daher die interne Regulation ausschalten. Zucker ermöglicht auch, die Quantität der Ernährung erheblich zu steigern. Besonders in der Entwicklungsphase, in der die Fettzellen vermehrt werden, sollten Sie aufmerksam das Füttern forcieren. Dicke Kinder sind weniger lebhaft und damit weniger lästig. Wann immer Ihr Kind schreit, versuchen Sie es zuerst mit etwas Süßem. Langeweile, Ärger und Frustrationen werden so mit einem einfachen Gegenmittel behandelt, das lebenslänglich leicht verfügbar sein wird. Essen ist die schnellste und praktischste Form der Ersatzbefriedigung.

Um wirklich sicher zu gehen, sollte das Training der Fernsteuerung von Hunger und Sättigung über die Pubertät hinaus fortgeführt werden. Gegessen wird, was auf den Tisch kommt. »Sitzenbleiben, bis aufgegessen ist«, sind durchaus praktikable Leitsprüche.

Qualitätsallüren der Kinder beugen Sie durch einen fixen Speiseplan vor. Wenn Sie nie fragen, was Ihre Kinder essen wollen, ersparen Sie sich unnötige Diskussionen. Essen wegwerfen sollte am Beispiel grausamer Kriegsgeschichten ein für alle mal als Sünde erklärt werden. »Wie man ißt, so arbeitet man«, bestätigt ein altes Sprichwort unser nächstes Ziel. Bewußtes Genießen der Mahlzeiten mit anschließendem Verweilen bei Tisch ist eine Unsitte, die sich oft bis ins Erwachsenenalter hält, wenn Sie nicht einschreiten. Aus Zeitersparnisgründen nützen Sie die Mahlzeiten für Moralpredigten, Diskussion der Schulnoten oder ein bißchen Wirklichkeitserziehung bei einem handfesten Krach mit dem Lebenspartner.

Übungsprogramm

Nur beständige Übung wird bleibende Ergebnisse liefern. Suchen Sie sich aus den folgenden Übungen ein Wochenübungsziel nach eigener Wahl aus und tragen Sie es in Ihren Jahresterminkalender ein. Für Sie wichtige Übungen können dabei mehrmals eingetragen werden. Das Monatsprogramm wird durch eine Übung pro Tag ergänzt.

Zum Beispiel: Jeden Montag im Monat Juni Übung Nr. 9, schneller Autofahren. Jeden Dienstag im Monat Juni Übung Nr. 23, Partnererziehung usw.

Nur Sie selbst können aus diesen bewährten Tricks, aus dem Erfahrungsschatz tausender Infarktpatienten, Ihr persönliches, maßgeschneidertes Infarktprogramm basteln. Ergänzen Sie es ruhig durch eigene Übungen und scheuen Sie sich nicht, eigene Variationen zu entwickeln.

1. Floskel-Stopp. Versuchen Sie schrittweise, freundliche Floskeln aller Art auszumerzen. Sie verweichlichen damit nur Ihre Umgebung: Ersparen Sie sich zwischen ›Guten Morgen‹ und ›Gute Nacht‹ die unzähligen ›Bitte‹ und ›Danke‹, die uns die Zeit rauben.

2. Verringern Sie Ihre Brief- und Telefonkontakte mit Menschen, die Sie nicht beruflich dringend brauchen. Ersparen Sie sich Ge-

burtstags-, Weihnachts- und Neujahrswünsche.

3. Kleine Geschenke und Aufmerksamkeiten reduzieren Sie weitestgehend. Unterbrechen Sie auch den Teufelskreis bei Weihnachts- und Geburtstagspräsenten.

4. Kontrollieren Sie mehrmals täglich Ihr Gesicht im Spiegel. Üben Sie den Ausdruck gespannter Aufmerksamkeit. Runzeln Sie Ihre Stirn, was immer Sie gerade tun.

5. Halten Sie Muskelspannung, z. B. durch Faustballen bei Diskussionen.

6. Spannen Sie Ihre Kaumuskeln an und knirschen Sie mit den Zähnen, z. B. immer wenn Sie zuhören müssen.

7. Konzentrieren Sie sich heute auf schneller Essen, Zeit stoppen, Besteck nicht auslassen etc.

8. Verkürzen Sie Ihre Fahrtzeiten auf Standardstrecken durch spätes Wegfahren und Zeit stoppen.

9. Drängen Sie sich in die schnellste Reihe: beim Autofahren, an der Kaufhauskasse und am Skilift.

10. Atmen Sie öfter als 20 mal pro Minute.

11. Sagen Sie Ihrer Umgebung alle Fehler ungeschminkt und direkt. Suchen Sie Beweise dafür, daß eine defekte Persönlichkeit daran schuld ist.

12. Beschleunigen Sie Ihre Morgenroutine durch Mehrphasigkeit: Duschen und Zähne

putzen, Anziehen und Frühstück bereiten, Autofahren und Diktieren.

13. Trainieren Sie Schreibtischökonomie: Telefonieren und Unterschreiben, Lesen und Zuhören etc.

14. Nützen Sie die Freizeit durch Mehrphasigkeit, z. B. Fernsehen, Essen und Reden.

15. Üben Sie Vordrängen: »Es muß sein...«

16. Sprechen Sie schneller.

17. Unterbrechen Sie Ihre Geschäftspartner mitten im Satz.

18. Tolerieren Sie nur Gesprächsthemen, die Sie persönlich betreffen.

19. Weichen Sie bei Diskussionen keinen Millimeter zurück. Hart bleiben. Sagen Sie nie wieder: »Vielleicht bin ich im Unrecht.«

20. Befreien Sie sich von Freunden, die Ihnen nicht beruflich nützen.

21. Verweigern Sie jedes Lesen, das über Fachliteratur hinausgeht.

22. Sprechen Sie mit niemandem über Gefühle: Nur Zahlen, Fakten, Daten, auch in der Familie.

23. Erziehen Sie Ihren Partner! Melden Sie jeden Fehler zurück!

24. Üben Sie Zuhören und gleichzeitig Nachdenken über etwas anderes.

25. Wenn Sie sich ärgern, essen Sie sofort mehr als 20 g Fett, z. B. Milch + Speckbrot.

26. Spülen Sie Ärger mit Alkohol hinunter.

27. Entwickeln Sie ein System von Idealen in

Politik, Kunst und Religion. Scheuen Sie
keine Konfrontation mit der Umgebung.

28. Missionieren Sie Ihre Familie, Freunde und
Bekannte.

29. Vermeiden Sie ab heute Autogenes Training, Biofeedback, Mittagsschlaf und Selbstbefriedigung.

30. Starten Sie eine Sexualstatistik: Wie oft? Wie
lange? Welche Note? Wie viele Partner?

Das Aha-Erlebnis II

Patient: »Wenn ich mir selbst einen ersten oder
zweiten Herzinfarkt organisieren kann, wenn
meine Familie und mein Chef dabei helfen
können, wenn ich die Kinder vorbereiten
kann, in einer infarktgefärdeten Kultur zu leben, dann könnten wir doch auch den Spieß
umdrehen!«
Therapeut: »Aha.«

Herzlichen Dank…

Prof. David Berlinski für seine Bereitschaft, dieses Buch unter seine satirische Feder zu nehmen und für die USA zu bearbeiten.

Prim. MR Dr. Heinz Böhm und Dr. Margit Böhm für 10 Jahre Teamwork an der Rehabilitationsfront.

Manfred Deix für Titelillustration.

Willi Dungl, Fritz Ferner, Walter Pötsch und Prof. Baldur Preiml für die innovative Gesundheitsausbildung zum Biotrainer.

Prof. Robert Fried für seine Atmungstips und Gastfreundschaft im ›Institut for Rational Living‹, NY.

Prof. Meyer Friedman, Carl Thorensen, Diane Ulmer und Nancy Fleischmann für die Bewußtseinserweiterung während der Ausbildung zum Typ A–Typ B-Trainer in San Francisco.

Doz. Dr. Alfred und Mag. Renée Gassner für die philosophisch-kardiologischen Denkmodelle.

Prof. Dr. Max Halhuber für seine kreativen Anregungen seit mehr als 20 Jahren.

Franz Hartlauer, der sein Fotolöwenherz für die Streßprophylaxe seiner Firma eingesetzt hat.

Joki und Christl Kirschner für die vielen Diskussionen, die mich weitergebracht haben.

Prof. Peter Litchfield und Joan Sommer für die freundschaftliche Aufnahme in die ›Professional School of Biofeedback‹, die mein Leben veränderte.

Dr. Günther Ludwig und Familie (Hermi, Gerold, Roland) für die moralische Unterstützung und viele praktische Tips.

Doz. Dieter und Dr. Lisi Magometschnigg für ihre Auffassung von Freundschaft und ihre Fähigkeit, Neues zu denken.

Prof. Erich Mittenecker und der ›Grazer Schule‹: Prof. Willi Butollo, Dr. Otto Buxbaum, Doz. Josef Egger, Prof. Gerold Mikula, Prof. Walter Pieringer, Prof. Erich Raab, Dr. Siegfried Schreyer, Prof. Günter Schulter und Dr. Peter Stix für ihr Bemühen, mir Denken, Lesen, Reden und Schreiben beizubringen.

M.U.T., meinen Freunden vom Management-Unternehmensberatungs-Team: Otto Staudinger, Siegfried Greisinger, Dr. Norbert Maurer, Dr. Reinhard Schachner und Dr. Erich Obernberger für unser Teamwork.

Prof. Dean Ornish für seine Einladung in seine Maximalgruppe.

Dr. Richard Poltnig, Gustav Rothmayer, Gerhard Ulz, Dr. Hans Winkler und Dr. Erich Bodingbauer für ihre Realitätskontrolle im Zweifel zwischen Falsch und Richtig zu entscheiden.

Prim. Dr. Gerd und Elsbeth Powischer für die gemeinsame Aufbauarbeit unseres Institutes zur Rehabilitation und Prophylaxe. Für ihre Freundschaft und Mut zur Innovation.

Dipl. Kfm. Karl Heinz Rehkopf und Familie für die vielen Ideen.

Prof. Lee Ross für seine amüsante Einführung in die Kunst der Denkfehler.

MR Dr. Lotte Schmid für ihre Kraft, neue Ideen zu unterstützen.

Dr. Karl Stifter, Prof. Paul Fleming (SAAR), für die köstliche Unterweisung in Sexualität und Lebensfreude an ihren Instituten.

Prof. Ray Stubbs, einziger Universitätsprofessor der Welt, der Sensitive Massage lehrt, für seine Seminare, die durch die Haut gehen.

Dr. Hans-Peter Übleis, Dr. Günther Fetzer und Sabine Stecher vom Wilhelm Heyne Verlag für ihr Engagement.

Prof. Paul Watzlawick für die Erfindung der Sparte Sach-Satire. Seine Vorarbeit machte dieses Buch erst möglich.

Prof. Hans Georg Zapotoczky für die Organisation der einjährigen Verhaltenstherapieausbildung in Wien.

Euer Bernhard Ludwig

Über den Autor

Bernhard H. Ludwig, Psychologe, arbeitet seit vielen Jahren an der Prophylaxe und Rehabilitation von Herzinfarktpatienten, entwickelte Gruppenkurse zur Änderung riskanter Verhaltensmuster. Er wurde vom Meyer-Friedman Institut autorisiert, das Typ-A-Veränderungstraining durchzuführen. Er leitet eine internationale Biofeedback-Schule in Wien für alle Heilberufe und führt Beratungen von Kurorten, Firmen und Institutionen durch.

Über das Seminar

›Anleitung zum Herzinfarkt‹ wird auch als Firmenseminar für Groß- und Kleingruppen veranstaltet. In einer Einzeldiagnostik kann ein psychophysiologisches Streß-Profil erstellt und mit einem Video-Interview das Typ A-Muster erfaßt werden. Ziel dieser Aktionen ist es, mit einem Minimum an Aufwand ein Maximum an Risikoreduktion zu erreichen. Die Teilnehmer bestätigen immer wieder positive Auswirkungen auf Lebensqualität, Partnerschaft und Managementfähigkeiten. Die pharmazeutische Industrie setzt dieses Seminar erfolgreich in der Ärztefortbildung zur Organisation einer streßfreien Praxis ein.

Alle Seminare werden in der Bundesrepublik Deutschland, Schweiz und Österreich berufsspezifisch angeboten. Vereinbaren Sie ein Beratungsgespräch mit dem Autor.

Interessierte Leser erhalten schriftliche Unterlagen über Biofeedback-Ausbildung, Gesundheitscomputer und Seminartätigkeit des Autors.

Bernhard H. Ludwig
Biofeedback Schule Wien
Kinderspitalgasse 10/17
A-1090 Wien
Telefon aus der Bundesrepublik Deutschland:
00 43 222 / 48 45 11

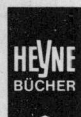

PSYCHO

HEYNE BÜCHER

Die Heyne-Taschenbuchreihe „Psycho" bringt ein breites Spektrum von Themen zwischen Grundfragen der Psychologie einerseits und praktischer Lebenshilfe andererseits.

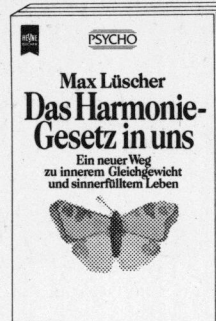

17/1 - DM 7,80

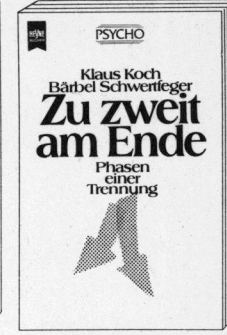
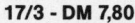

17/3 - DM 7,80

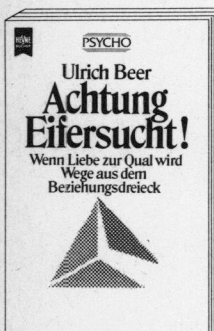

17/4 - DM 7,80

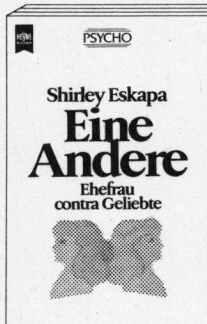

17/5 - DM 7,80

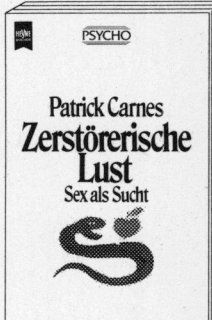

17/6 - DM 8,80

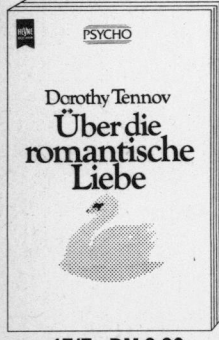

17/7 - DM 9,80

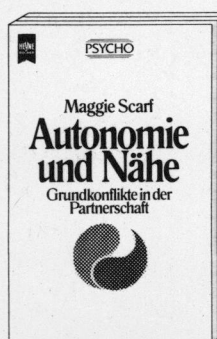

17/9 - DM 9,80

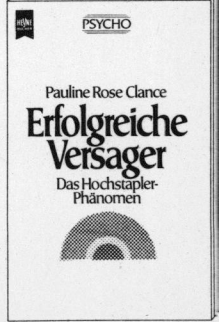

17/10 - DM 9,80